如何培养孩子三大健康管理习惯

王 牧◎著

U0289235

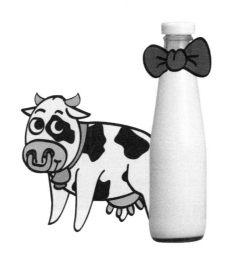

天津出版传媒集团

天津人民出版社

图书在版编目（CIP）数据

如何培养孩子三大健康管理习惯 / 王牧著 . -- 天津：
天津人民出版社, 2021.2
ISBN 978-7-201-16875-3

Ⅰ . ①如… Ⅱ . ①王… Ⅲ . ①生活—卫生习惯—基本
知识 Ⅳ . ① R163

中国版本图书馆 CIP 数据核字 (2020) 第 245086 号

如何培养孩子三大健康管理习惯
RUHE PEIYANG HAIZI SAN DA JIANKANG GUANLI XIGUAN

出　　版	天津人民出版社
出 版 人	刘　庆
地　　址	天津市和平区西康路 35 号康岳大厦
邮政编码	300051
邮购电话	（022）23332469
电子信箱	reader@tjrmcbs.com

责任编辑	杨　芊
装帧设计	末末美书

印　　刷	天津中印联印务有限公司
经　　销	新华书店
开　　本	710 毫米 × 1000 毫米　1/16
印　　张	14.5
字　　数	193 千字
版次印次	2021 年 2 月第 1 版　2021 年 2 月第 1 次印刷
定　　价	42.00 元

在日常生活中，孩子许多行为常常会令父母感到困惑。孩子成长的每一步对家长来说都是人生的重新体验，是快乐的体验，是能让你忘掉一切烦恼的体验，是让你从内心深处得到满足的体验，但也可能是心力交瘁的体验。可以说，孩子的成长是一个不断出现问题、解决问题的过程。

教育问题是一个让很多家长都感到棘手的问题，对于很多父母来说，培养孩子良好的生活习惯是一个艰难的过程。

也许有的父母认为，小小孩童的心灵就是一张白纸，家长可以任意描绘。如果你这样认为，那就大错特错了！其实，孩子的内心世界，要比我们想象的丰富得多！

每个孩子都承载着一个家庭的希望。所以，与孩子们生活在一起，将他们培养成一个具有良好习惯的优秀人才，是一个极富挑战性，而且极易让人筋疲力尽的过程。仅有爱心是远远不够的，很多情况下还需要我们充满智慧和耐心。

孩子的坏习惯多种多样，而其每个行为的背后都有着和成人不太一样的心理特征，只有抓住孩子行为背后的心理，才能与孩子进行交流，进而引导孩子走回正确的道路。

教育学家们认为，人的教育本身就是良好习惯养成的过程。儿童正处在性格养成阶段，在这个阶段让孩子养成各方面都很优秀的习惯，是为孩子将来成为国家有用之材打下了良好的基础。

每个孩子都是独一无二的。因此，掌握孩子心理，因材施教就变成了亘古不变的教育真理。究竟该如何因材施教呢?

　　本书分为三大部分，分别介绍如何培养孩子良好的饮食健康习惯、行为健康习惯、心理健康习惯。书中引用众多案例，让读者很容易就能发现孩子存在的问题，通过对案例的分析，让读者能迅速地找到解决问题的办法。希望家长以及教育工作者能够从中获取经验，在实际的教育工作中帮助孩子更好地成长。

　　本书是家长在对孩子教育感到困惑时不可多得的指南。我们相信，它将帮助你更好地理解孩子，更好地培养孩子形成良好的习惯。

第二篇　如何培养孩子行为健康习惯

第三篇　如何培养孩子心理健康习惯

第一篇

如何培养孩子饮食健康习惯

第 1 章

孩子怎么吃才健康

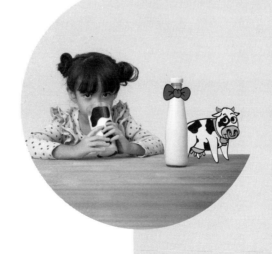

◇ 多吃"天赐"的食物，少吃"人造"的食物

营养食品多多益善？尽管儿童营养专家一再对此否定，仍有无数家长不吝重金购买高价食品、零食、保健品等人造食品，号称"宁可多补万种，不能漏买一样"。专家指出，把握孩子的营养平衡，确保营养结构合理，才能真正促进孩子健康成长。让孩子养成健康的饮食习惯，应言传身教。父母与子女一起用餐时，可随时教给孩子有关食物与营养的知识，如杂食为优，偏食为忌；粗食为好，淡食为利；暴食为害，慢食为宜；鲜食为妙，过食为弊……

人们经常说："早餐要吃好、午餐要吃饱、晚餐要吃少。"可见早餐的质量是非常重要的。美国科学家发现，在其他条件相同的情况下，吃早餐的学生成绩优于不吃早餐者。但是由于早上时间最为紧张，许多孩子来不及吃早餐。上午又是功课最多的时候，大脑需要的能量得不到充分供应，长期下去，这不但会影响他们正常的学习，而且还可能引发多种疾病。科学研究表明早餐的质量与智力发展的关系非常密切：如果不吃早餐，身体内部的血糖由于满足不了正常的能量供给，大脑的营养就会不足，时间久了，大脑就会受到伤害。

因此，大脑营养学家告诫人们千万不能忽视早餐，科学的早餐应以低脂

低糖为主，选择猪瘦肉、禽肉、蔬菜、水果或果汁、低脂奶粉等含有丰富蛋白质、维生素及微量元素的食物，再补充谷物、面食为妥。因为早餐既要能提供足够的热量，又要能活跃大脑功能。他们还建议，最好在早餐里搭配一些新鲜蔬菜，还有鲜牛奶，因为它不仅含有优质的蛋白质，而且还含有大脑发育所必需的卵磷脂。

早餐应占全天总摄入热量 25% ~ 30%，能量来源比例是：蛋白质占 11% ~ 15%，脂肪应占 20% ~ 30%，碳水化合物应占 55% ~ 65%，但是早餐中不宜有蛋黄、煎炸类高脂肪食物，因为这类食物中脂肪和胆固醇过多，消化时间长，使血液过久地积于腹部，会使脑部供血量减少，因而导致脑细胞缺氧，造成思维迟钝。

为何倡导多吃"天赐"的食物，少吃"人造"食物，原因有以下几点：

1. 添加剂成为儿童健康大敌

目前，膨化食品、果味饮料的主要消费群体是儿童。这些果味饮料，外包装上往往醒目的标着"草莓""苹果"等字样，可细看它的配料，却找不到任何水果的成分。那么它的果味从何而来呢？答案就是：添加剂。

几乎所有孩子爱吃的小食品中，都有添加剂的成分。专家认为，尽管食品添加剂不等于毒药，但长期超量食用却存在潜在危害，尤其是孩子的肝脏解毒能力和肾脏对添加剂中化学成分的排泄功能比较弱，食品添加剂的超量使用，对儿童健康危害较大。

2. 饮食不是越精越好

随着人们生活水平的不断提高，父母给孩子们的"食谱"不但丰富多彩，而且"档次"还不断攀升，今天儿童的饮食真是越来越"精"了，甚至到了"鸡鸭鱼鹅齐上桌"的地步。不吃肉是不好的，但是吃多了更不好。因此，上档次不一定是好事，大脑科学家和营养学家警告我们：当心吃坏大脑！这绝不是耸人听闻！有句俗语说"病从口入"，虽然指的是吃了肮脏的带有细菌的东西会让人生病，但是很多父母不知道的是，即使干净卫生的食品也可能会让人"病从口入"，如果吃得不对，就会伤害孩子们的大脑。例如下面的几种食物，长期过量食用就会引起大脑的不安，严重的还会损害他们的智力。

（1）肉类

我们经常吃的肉类，例如鸡肉和猪肉，是属于酸性的食品，而人体却是处于微碱性状态，如果经常偏食这些肉类，就会使身体趋向酸性，导致大脑迟钝。很多儿童的膳食中肉食的比例很高，所以会影响智力的发展。

（2）奶油

我们常给孩子吃的生日蛋糕中就含有大量的奶油。其实奶油就是一种脂肪块，这种脂肪很容易滞留在人类的血管壁上，从而妨碍血液流动。在人的大脑中有众多的毛细血管，大脑就是通过这些毛细血管向大脑细胞输送营养成分的。如果奶油里面的脂肪块引起大脑毛细血管不畅通，大脑就会缺乏营养物质，其正常发育就会受到影响。

3. 少喝饮料多喝水

每当人们感到口渴的时候，就是因为体内血液中的水分不足，血液变浓的缘故。这时候补充适当的水分是必要的。可是很多孩子选择了各种各样的饮料。由于饮料所含的糖分高，过多地喝饮料，会导致血糖增高，人们的饥饿感会下降而产生厌食，有时还会引起胃肠不适和腹泻。有的饮料中添加了大量的钠盐、糖精、香精、色素、兴奋剂，这不但增加了人们肾脏的负担，还会损害肝脏。

4. 小心餐桌上的智力"杀手"

（1）含铅食物

铅是脑细胞的一大杀手，食物中含铅量过高会损伤大脑，引起智力低下。例如孩子常吃的爆米花，由于爆米花在制作过程中，机罐受高压加热后，罐盖内层软铅垫表面的一部分铅会变成气态铅，所以爆米花是含铅量过高的食品。还有一种含铅量高的食物是皮蛋，也叫松花蛋，皮蛋在制作过程中，其原料中含有氧化铅和铅盐，铅具有极强的穿透力，所以多吃皮蛋也会影响智力。

（2）过咸食物

人体对食盐的生理需要极低，成人每天7克以下，儿童每天4克以下。习惯吃过咸食物的人，不仅会引起高血压、动脉硬化等症状，还会损伤动脉血管，影响脑组织的血液供应，使脑细胞长期处于缺血缺氧的状态而导致智力迟钝，记忆力下降。

◇ 零食，到底能不能给孩子吃

在吃零食的问题上孩子与家长似乎是矛盾的对立方，一方面没有不爱吃零食的孩子，琳琅满目的零食时时诱惑着他们；另一方面家长又担心零食会影响孩子的正餐甚至是身体的健康发育。怎么办？不给吃，孩子馋得慌；给吃，怕影响孩子食欲、怕吃成小胖墩、怕吃坏牙齿、怕造成营养不良……总之，零食真叫父母又气又恨。

案例一

儿子4岁多，经常吵着要吃果冻、棉花糖、饼干等零食。可是我觉得很多零食没多少营养，更令人头痛的是吃多了零食会影响正餐，得不偿失。所以我不让他吃零食，可是我越制止，他闹得越凶，为此，儿子没少挨打。

案例二

儿子5岁了，从小就胃口好，什么都爱吃，饼干、糖、炸鸡腿等等，吃完后也不会影响正餐，所以经常吃很多零食。可是现在儿子越来越胖了，每次去体检，大夫都说超重，也不知道是不是吃多了零食？

但是零食真的如父母们所想的那样一无是处吗？一个零食专项调查显示：零食可为儿童提供一定的能量及营养素，科学、合理地吃零食，补充一日三餐所缺少的食物种类，可以达到膳食平衡、促进其生长发育的目的。学龄前的孩子，吃饭时总是不好好吃，很难完全吃饱。结果未到正餐就感到肚子饿了，这直接影响孩子的发育。在这种情况下，如果在两餐之间吃一点零食，就可以很好地解决这一问题。由此可见，零食也是合理膳食的组成部分，选对了零食不仅无害，还对身体还有益，关键是看吃什么，怎么吃。

1. 吃零食应坚持的原则

（1）新鲜的、天然的是最好的

在我们身边，有很多新鲜、天然的食品，如奶类、蔬果类、坚果类等，它们既好吃，又富有营养，可经常选择食用。当然此处还要补充一下，前面说的这些零食都要选择那些没有经过加工的、纯天然的，比如纯牛奶、新鲜水果、原味坚果。

（2）在不影响正餐的情况下吃零食

零食是非正餐时间食用的各种少量食物或饮料，即零食只能作为正餐必要的营养补充。因此，孩子吃零食不要距离正餐太近，应在两餐中间吃。每天吃零食的次数应尽量控制在3次以内，量不宜过多，这样才不会影响正餐。另外，睡前也不应吃零食，否则不利于消化吸收及睡眠，还增加了患龋齿的危险。

（3）避免无意识地吃零食

许多孩子喜欢边看电视，边吃零食，关电视时发现已经吃完了两包脆脆卷，一袋爆米花……在这种无意识的过程中，孩子吃的零食经常会过量。因此，建议父母帮助孩子养成有计划地食用零食的习惯，预先准备少量或者小包装的零食，避免无意识地吃得过多。

2. 按级别选择零食

家长可按"可经常食用""适当食用"和"限制食用"3 个级别来选择零食。

（1）可经常食用：低脂、低盐、低糖的食品，如未加工过的动物蛋白类（水煮蛋等）、乳制品类（鲜奶、酸奶等）、豆制品类（豆浆、炒黄豆等）、天然水果类（苹果、香蕉、新鲜果汁等）、坚果类（带壳板栗、松子等）。

（2）适当食用：用适量盐、糖加工过的食品，如牛肉干、火腿肠、肉脯、卤蛋、鱼片、豆腐卷、卤豆干、海苔片、苹果干、葡萄干、香蕉干、鱼皮花生、山楂饮料、杏仁露、乳酸饮料等。

（3）限制食用：高脂肪、高盐、高糖的食品，如高糖分汽水、可乐等碳酸饮料；特别甜、色彩很鲜艳的雪糕、冰激凌；炸鸡块、炸鸡翅等。

总之，抵制"限制食用"食品、选用少量"适当食用"食品、适时适量食用"可经常食用"食品，这样零食就不再是敌人，而会成为孩子健康成长的好朋友。

3. 关于零食的 4 大误区

（1）果冻是一种富含营养的零食

事实上，市场上销售的果冻基本不含果汁，它的甜味多来自精制的糖，而香味则来自人工香精。所以营养价值极低，不推荐食用。

（2）果脯、蜜饯是用新鲜水果制成，也有益身体

事实上，这些食品在加工过程中，所含的维生素 C 基本被破坏，是用纯度达 99% 以上的白砂糖进行加工，不仅无益，还有害身体。

（3）彩色食品让孩子增加食欲，多吃无妨

色彩给糖果、糕点、罐头、饮料等穿上了艳丽耀眼的彩衣。这类"彩衣食品"对极富幻想、天真烂漫的儿童，具有挡不住的诱惑力，它们能够刺激儿童的食欲，对儿童的健康成长起到促进的作用。但孩子的肝脏解毒

功能和肾脏排泄功能都比成人弱，彩色食品所用的色素量虽小，但食用过多，会消耗体内解毒物质，干扰正常代谢，可能会导致孩子腹痛、腹泻、营养不良等。

（4）罐头食品都是密封包装，给孩子吃，美味又安全

事实上，市场上很多的罐头食品为了达到色味俱佳、长期储存的效果，往往在食物中加入一定的添加剂，如人工合成的色素、香精、防腐剂等。而孩子的肝脏解毒功能还不完善，如吃得过多，就会影响身体发育。

◇ 注重食物的搭配，确保营养均衡

当今社会人们生活水平得到提高，物质生活极为丰富，然而在大街上既能看到"小胖墩"，也能看到"小豆芽"。权威机构调查显示，有得吃不一定懂得吃，在绝大部分的家庭饮食生活中，科学的饮食并未普及，相当多的儿童存在营养不良的现象，儿童饮食结构的不合理仍很严重。

1. 不能让正餐成为点缀

有些儿童平时零食吃得多，正常三餐常常成为点缀。也有些家长轻视早餐，让儿童随便吃点东西就上学或进幼儿园了。这样做满足不了儿童正常活动、身体发育所需的能量和营养。孩子的脑细胞营养供应不足，会出现思维分散、记忆力减退，甚至导致神经细胞早衰。长期不吃或少吃早餐，还会导致胆结石等病症的发生，因为上午空腹或饥饿过久，胆汁中的胆固醇就会出现过饱和情况，使胆固醇在胆囊中沉积，从而产生结石。

"晚餐应吃得少"，这是对成年人而言的，对儿童则应别论，因为孩子正处发育旺盛期，需大量营养物质，即使在夜间发育也不会停止，因此晚餐不但不能少吃，还要吃得好。所谓好，首先是热量要高，应为全天三餐热量的 40% 为宜。为了孩子长得好，必须控制零食，决不应喧宾夺主，使三餐成为零食的点缀。

2. 饮食应以均衡为重

"充足、均衡的营养是儿童饮食最基本的原则。"儿童营养专家指出，人体需要的营养素有蛋白质、脂肪和碳水化合物。它们的摄取主要依靠米面、牛奶、肉类、鸡蛋和蔬菜等，这就决定了儿童摄取营养的主要渠道是一日三餐，而不是那些名目繁多的"儿童食品"。

一项调查显示，在北京、杭州、广州等十大城市中，10岁左右儿童服用各类营养口服液的比例高达83%。营养学家指出，并不是所有的营养保健药都适合儿童。不适宜地服用补品，只能使孩子脆弱的身体不堪重负。如健康儿童不宜食用人参和含参食品，否则会削弱免疫力和抗病能力，儿童补钙过量会造成低血压……营养专家认为，一日三餐合理的膳食和良好的生活方式比什么都重要。

3. 孩子不宜多吃的食品

由于儿童机体发育不完善，因饮食而引起的负面反应会比成年人更为明显和激烈。所以，父母更需要在儿童的饮食上多费心思、精心调理。下面介绍些日常生活中儿童不宜多吃的食品，父母们需要特别注意。

（1）菠菜

菠菜中含有大量的草酸，进入人体后，会与体内其他食物中的钙相结合，形成不能被小肠吸收的草酸钙，只能原封不动地由大肠排出体外。而儿童成长发育需要大量钙质，多吃菠菜势必使钙的吸收明显减少，从而影响牙齿和骨骼发育，产生软骨病，甚至发生低钙性抽搐。而且草酸还会与食物中的铁结合，形成不溶性复合物，影响铁的吸收。

（2）糖类食品

糖类是供给机体热能的主要来源，所供热卡约占每日总热卡的50%，为儿童生长发育所必需。但吃得过多反而有害，原因是吃糖过多，容易使胃产生饱和感，并消耗体内大量的维生素，使唾液和消化液分泌减少，胃酸增加，肠内发酵，从而引起消化不良与食欲减退；大量吃糖会引起无机盐代谢失调，牙齿抵抗力下降，容易产生龋齿；过多的糖会促使肝脏产生过量的中性脂肪，中性脂肪随血液的流动易沉积在动脉壁上，形成儿童早期动脉硬化。

儿童每天吃多少糖合适呢？一般情况下，数量最好限制在 10 克左右，相当于市场出售的块糖 3 颗。

（3）牛奶

牛奶营养丰富，这是众所周知的，但过多地让儿童饮用牛奶并不好，因为牛奶中铁含量很低，且吸收率低，当其他食物不能补充足量的铁时，就容易发生儿童缺铁性贫血；牛奶喝得过多，体内钙磷比例失调，牙齿抗菌能力减弱，容易形成龋齿；有儿童喝牛奶后会出现腹胀、疝气、腹痛、腹泻等症状，这是由于牛奶中乳糖不易被消化所致。因为乳糖要消化吸收，必须先经过肠道的乳糖酶把它分解成葡萄糖和半乳糖。较小的儿童肠道内有大量乳糖酶，能很好地消化牛奶，但随着年龄增长，大多数儿童的乳糖酶含量大幅下降，甚至消失，喝大量牛奶后就容易出现上述这些症状。

（4）茶叶

大量调查研究表明，儿童最容易发生缺铁性贫血。茶叶中含有大量单宁，能与食物中的铁结合，形成不溶性复合物，阻止铁的吸收。据研究，不论红茶或者绿茶，都能使食物中铁的吸收降低 1 ~ 3 倍。因此，为了不影响食物中铁的吸收，儿童最好不要喝茶。

◇ 快乐和聪明是吃出来的

孩子是父母血脉的延续和希望支柱。每位父母都希望自己的孩子身体健康，聪明伶俐。所以，在知识经济爆炸的时代，越来越多的孩子在很小的时候就被父母送到早教机构，接受各种形式的培训和学习，他们就是想通过这些途径提高孩子的智力开发，让孩子更聪明。

通常在孩子们聚集的地方，我们就能看到父母们谈论这些话题：自己的宝宝通过什么方式，学到了什么样的新东西。我们能够理解父母为孩子所做的这一切，他们只是希望孩子有一个美好的将来，在未来竞争激烈的社会中能够立于不败之地，但这一切都只是为孩子做的后天教育巩固。

怎样让孩子在先天发育上能占据优势，成为当今社会想要孕育高智商孩子的父母们首要关心的问题。健脑食品可以给众多的父母带来一些惊喜。简单地说，健脑食品就是有益于大脑的食品。儿童食健脑食品应做到科学、合理，尽量给孩子食用天然野生动植物，它们富含保持着自然状态的矿物质、维生素、蛋白质等成分。少吃在非自然条件下栽培与饲养的动植物加工食品。因为加工食品破坏了食物所含的有效成分，降低了营养价值。

1. 儿童大脑需要的营养成分

6岁以前是宝宝脑发育最为重要的黄金时期，也是宝宝智商发育的不可逆期。在这个时期全面、足量、安全地为宝宝大脑提供营养是宝宝聪明的重要因素所在。

合理的营养对儿童智力提高的效果较为显著，科学研究表明：大脑功能的优劣在很大程度上取决于大脑的物质基础，而大脑的物质基础在很大程度上又取决于饮食中的营养成分。那么大脑"最爱"的有哪些呢？

（1）脂肪是健脑的首要物质

脂肪在发挥脑的复杂、精巧功能方面具有重要作用。给大脑提供优良丰富的脂肪，可促进脑细胞发育和神经纤维髓鞘的形成，并保证它们的良好功能。最佳食物有芝麻、核桃仁、自然状态下饲养的动物及其他产品和坚果类等。

（2）维生素是健脑的必要物质

大脑是离不开维生素和某些微量元素的帮助的，因为维生素是大脑营养物质分解酶的主要物质。胡萝卜也是很好的健脑食品。在进行脑力劳动时，酸性物质代谢所产生的物质会在体内聚积而引起大脑疲劳，消除这种疲劳的食品最好是水果，水果属于碱性食品，可以有效地中和大脑中的酸性物质，如橘子、柚子、柠檬、菠萝、葡萄等。

（3）蛋白质是智力活动的物质基础

蛋白质是控制脑细胞的兴奋与抑制过程的主要物质，在记忆、语言、思考和运动、神经传导等方面都有重要作用。最佳食物有瘦肉、鸡蛋、豆制品和鱼贝类等。

（4）糖是大脑最喜欢的营养物质

在传统的蛋白质、脂肪和糖类三种营养素中，葡萄糖是大脑唯一可以直接利用的能源。我们知道，大脑的"偏食"并不是它格外"挑剔"，而是因为只有糖才能顺利透过脑屏障进入脑组织被脑细胞利用。大脑的工作效率是很惊人的，而它消耗的能量也大得令人吃惊，只有体重的2%的大脑，却要消耗人体20%的能量，而这些能量主要来源是葡萄糖。但是大脑本身含糖量却很少，因此血液中葡萄糖含量的高低对大脑能量的供给有很大的影响。应该注意的是，如果空腹的时候大量吃糖，就会使血液中的糖分很快升高，因而引发高血糖昏迷，反而不利于大脑的健康。

（5）碳水化合物是脑活动的能量来源

碳水化合物在体内分解成葡萄糖后，即成为脑的重要能源。食物中主要的碳水化合物含量已基本可以满足机体的需要。最佳食物有杂粮、糙米和糕点等。

2. 满足孩子大脑营养的食物

（1）鸡蛋

鸡蛋的营养是很充足的，一个受过精的鸡蛋，在温度、湿度适宜的条件下，不需要从外界补充任何营养就可以孵出一只小鸡。鸡蛋中所含的蛋白质是天然食物中最优良的蛋白质之一，它富含人体所需要的氨基酸，而蛋黄除了富含卵磷脂外，还含有丰富的钙、磷、铁以及维生素A、B、D等，宜于大脑的成长和发育。因此，每天可吃1个到2个鸡蛋来补充营养。

（2）豆类制品

大豆的营养非常丰富，富含植物性蛋白质、脂肪、B族维生素、钙、磷、铁等多种微量元素。因此有人把黄豆制品称为植物肉。

除此之外，黄豆制成的豆腐内含有丰富的卵磷脂。大豆卵磷脂是从大豆中提取的精华物质，是人体需要的脂类成分之一。卵磷脂能使大脑兴奋、清醒，并且能够改善人们的记忆力，提高思维、反应、联想力。卵磷脂能使血管畅通，让血液顺利地携带着丰富的营养源源不断地供给大脑。这是其他植物性食物所不能比拟的。因此，科学家们称大豆当中的卵磷脂为"智慧之花"。

（3）动物脑髓

民间有一个说法："吃什么，补什么。"当然不能把这句话绝对化。从营养学的角度讲，吃动物的脑髓对人脑的确是有好处的：动物脑大都含有丰富的卵磷脂，尤其是鱼脑中含量更高。鱼脑中含有一种不饱和脂肪酸，就是所谓的"脑黄金"。这些物质都是大脑必不可少的营养成分，对大脑细胞，尤其是脑神经传导和突触的生长发育有着极其重要的作用。经常吃鱼，尤其是鱼脑，大脑的功能就会得到改善。

（4）核桃和芝麻

在日本，营养学家饭野节夫曾经大力倡导学龄儿童每天吃 2—3 个核桃。他发现，每天吃 2~3 个核桃，可以帮助那些焦躁不安、少气无力、厌恶学习或反应迟钝的孩子恢复正常的神经功能。经过试验，这种方法得到很多家长的认可，取得了很好的效果。

现代研究发现，核桃和芝麻这两种物质营养非常丰富，特别是不饱和脂肪酸含量很高。因此，常吃它们可为大脑提供充足的亚油酸、亚麻酸等分子较小的不饱和脂肪酸，以排除血管中的杂质，提高大脑的功能。另外，核桃中含有大量的维生素，利于消除大脑疲劳。

（5）水果

菠萝中富含维生素 C 和重要的微量元素锰，对提高人的记忆力很有帮助；柠檬可提高人的接受能力，因此孩子在上课之前可以喝一杯柠檬水；香蕉可以使人精力充沛、注意力集中，并能提高人的创造能力，香蕉含有可使神经"坚强"的色氨酸，有了色氨酸，任何压力都无法使你失去心理平衡，色氨酸还能形成一种叫作"满足激素"的血清素，这是一种神经介质，它能预防抑郁症的发生，使人获得幸福感。

第 2 章

认真对待孩子饮食健康问题

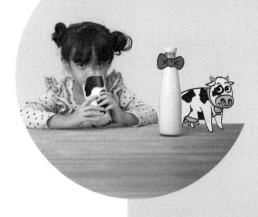

◇ 越被家长限制的食物，孩子越喜欢

对孩子而言，均衡的饮食是成长发育的关键。孩子在 5 岁前，身体能够根据自身的需要进行自主调节，因此，无论是喂孩子喝奶还是辅食，父母都需要懂得科学喂养。

有些家长担心孩子吃得少会营养不良，于是总是强迫孩子多吃饭，并以软磨硬泡、威逼利诱等各种手段来强迫孩子进食；还有一小部分的家长会因为担心孩子吃太多而禁止孩子吃零食、甜点。这两种做法都是不可取的。强迫孩子进食会让孩子在吃饭时产生心理压力，不好的情绪会影响食物的吸收，不利于孩子的身体健康；家长不让孩子吃零食、甜点这些食物，反而会引起他们的兴趣，甚至会造成孩子吃零食不节制等问题。

孩子的需求来自其身体的本能反应，家长要给予孩子足够的信任与尊重，如孩子紧闭嘴唇、把头扭到一边，这时家长就不必非要让孩子再多吃点。反之，如果孩子刚吃完饭又开始吃零食了，父母也不必过于担忧。我们每个人都有爱吃的食物和不爱的食物，即使是爱吃的食物，也有没胃口的时候，那么我们为什么严苛要求孩子呢？

孩子："我还想吃那个奶油蛋糕。"

妈妈："不行，刚吃完饭不准吃甜点。"

孩子："可是我想吃。"

妈妈："那也不行，你已经吃饱了，不能再吃蛋糕了。"

孩子："那我吃那个饼干也行。"

妈妈："那也不行，什么零食都不能吃。"

孩子："呜呜呜……"

案例中的孩子因刚吃完饭就想吃甜点、零食而遭到妈妈的强烈反对，其实这是没有必要的。吃饭是人基本的生理需求，即使孩子已经吃饱了，也可能是因为嘴馋而想吃东西，妈妈也可以适当地满足孩子的需求。即便是大人，在三餐之外也经常会有嘴馋的时候，宽容地对待孩子的需求，并适当地教育孩子正确的饮食方式，会取得更好的效果。

从心理学的角度来说，越被限制的食物就越能引发孩子的兴趣。

家长不让孩子吃零食、甜点，不仅不会打消孩子心中的欲望，反而会使欲望的火苗越烧越旺，甚至会让孩子在今后的饮食中暴饮暴食，无法控制自己吃零食。因此，面对孩子的强烈欲望，家长不要采取"硬碰硬"的方式，而要学会"以柔克刚"，适当地满足孩子的需求，规定孩子每天吃甜点的时间与数量，这是培养孩子养成良好习惯的重要方式。

趋利避害是人性的本能，即使孩子少吃一顿饭、多吃了一块蛋糕，对他们的身体也不会有什么不利的影响；反之，如果孩子感觉饿了或者撑了，他们就会记住这次教训，这比父母的口头强迫更有效果。因此，要想让孩子愉快、安心地进食，父母要做到以下几点：

1. 不强迫孩子吃饭

很多父母爱子心切，会强烈地要求孩子多吃有营养的食物，如牛奶、鸡蛋、肉、鱼等，面对孩子的反抗，父母通常都会选择无视，孩子也只能被迫吃这些食物。吃得多了，孩子慢慢就会觉得味同嚼蜡，进而对这些食物产生厌烦情绪，严重的还有可能会一吃就吐。因此，父母一定要注意不要强迫孩子吃食物，让孩子可以适当地选择自己爱吃的食物。

2. 不过多干预孩子吃多少

很多父母都会以自己的一厢情愿来判断孩子有没有吃饱，其实每顿饭要吃多少的问题可以完全地交给孩子。孩子不饿时，他们可选择不吃或者少吃；饿了想吃饭时，他们就会多吃。身体是最真实的，孩子会按照自己的身体需求与变化来决定自己要吃多少。

3. 不禁止孩子吃想吃的食物

有一些家长担心孩子吃太多甜点会发胖，吃太多零食身体会不健康。那么父母可以给孩子准备健康的零食，吃甜点时限制数量。不阻止孩子吃想吃的食物，让孩子有自我表达的欲望，这对于孩子的身心发展具有重要的意义。和平地解决与孩子之间的矛盾，对孩子养成好的饮食习惯，构建和谐的亲子关系也十分重要。

◇ 孩子厌食，父母怎么办

儿童厌食有多方面的原因：正常的胃肠消化规律被打乱，饮食无规律，无固定进食时间，进食时间延长或缩短；零食不断，并且运动量不足，代谢减少，导致胃肠道蠕动和分泌紊乱；进食时家长逗弄、训斥或者进食的时候边吃边玩，使大脑皮层的食物中枢不能形成优势的兴奋灶。还有一些其他的原因主要是生活不规律、过度疲劳、睡眠不充足、便秘、身体不适等，也是厌食不可忽视的原因。厌食是儿童常见的一种症状，长期厌食可导致营养不良和体质下降，所以厌食应引起家长的足够重视。

幼儿园午饭的时间到了，香喷喷的鸡腿、新鲜的蔬菜和美味的海鲜汤香气扑鼻，都能勾起人的食欲，别的孩子在津津有味地吃着，唯独菁菁拿着勺子在盘子里搅来搅去，就是不将饭菜放入口中，嘴里还说着"这个我不要吃，这个我也不喜欢吃……"之类的话。

眼看别的孩子们都快吃完了，她还剩那么多，并且东张西望没有一点要吃的意思。于是，老师提醒她吃快一点，饭菜有营养的，都要吃光才会身体好的。

　　在老师的催促下菁菁勉强吃进去了一点，但是看到别的孩子都吃完走了之后，菁菁就一口也不愿再多吃了，并大声说着："我真的是吃不下嘛！"然后大哭起来。老师想再喂她吃一口，没想到菁菁还出现了呕吐的现象。

　　下午放学外婆来接孩子时，带了薯条、汉堡、巧克力之类的零食，菁菁一见到外婆就跑过去边拿东西边说："饿死我了，饭菜一点都不好吃，还是这个好吃。"外婆也没有说孩子什么，就这样领着孩子回去了。

　　可见，菁菁挑食、厌食、进餐慢的不良习惯是在家中逐步形成的，首先是长辈的过分溺爱、迁就，生活上照顾太周到。家长平时的教育方式不当养成了幼儿脾气倔强、任性随意的坏习惯，表现在饮食方面也是自己说了算，形成了挑食、厌食的毛病。

　　路路是个活泼可爱的孩子，皮肤白白，眼睛大大，长得就像画出来的洋娃娃一样。可令路路爸爸妈妈焦头烂额的是，每到夏天，路路就开始"拒食"，就连平时最喜欢吃的炸鸡翅放在她面前也无动于衷。如此一个夏天折腾下来，路路好不容易长出来的肉又要瘦掉好几斤。爸爸妈妈看着路路因为瘦弱而显得更加突出的一双大眼睛，又是心疼又是焦虑。把路路带到医院去检查，医生说，孩子的各项指标都没问题，只是患了轻微厌食症。

　　所谓厌食症，是指孩子食欲不振、胃口不开，就连平时喜欢吃的正常饭菜都不想吃，而孩子的全身脏器并没有异常的现象。那么导致厌食症的原因是什么呢？

　　很多年轻的父母，在儿童饮食方面带有一定的随意性，饮食不定时、不定量，再加上水果、鸡蛋、钙粉和鱼肝油等一股脑儿往孩子肚里塞，结果造成孩子消化不良、肚胀，最终形成厌食。还有的父母，爱子心切，只要孩子喜欢，就香的、辣的、油炸的食品或冷饮由着他们吃，殊不知这样做不仅影响了孩子的正常饮食，还严重损害了孩子的脾胃，结果导致孩子厌食。另外，一些家长盼望孩子长得聪明结实，盲目给孩子挑选营养保健品，使一些原来消化能力就差的孩子越补，消化功能越弱，最后厌恶正常饮食。

针对以上情况，家长要防治结合对付孩子的厌食症：

1. 按需进餐

不少父母几乎都有这样的体会：孩子吃好三顿饭可不是一件容易的事情。因为孩子大多有某种程度的厌食现象，常常弄得家长不知如何是好。专家们针对孩子的种种心理特点，提出了"按需进餐"的新概念，可以解决这个老大难问题。

2. 饮食有节

预防儿童厌食，首先要饮食有节。由于孩子肠胃娇嫩，生硬油炸类的食物不宜多食，也不可吃得过饱。另外，冰冻食品容易损伤胃黏膜血管，使孩子的消化功能下降，所以也不能多食，并且要少吃零食。一般情况下，孩子能正常饮食就不要再额外添加保健品。

碰到孩子不想吃饭时，可在做菜时添加一些香醋或米醋等调料，这样既可使孩子开胃增食，又可以杀灭某些病菌，可谓一举两得。

3. 适量运动

按照年龄选择不同的运动方式来增加活动量，儿童可以选择户外活动，使气血畅通，提高食欲，强身健体。对于平时消化能力差的孩子可以经常给予按摩腹部，帮助消化。

◇ 捕捉孩子营养不良的信号

很多父母习惯把消瘦、发育迟缓或者贫血、缺钙等营养缺乏性疾病作为判断孩子是否营养不良的指标。这一方法虽然可靠，但病情发展到这一步，孩子的健康显然已经遭受到了一定程度的损害，只能"亡羊补牢"，这显然不是上策。大量的事实表明孩子营养状况不佳，通常会在疾病出现之前，就已有种种信号出现了。父母若能及时发现这些信号，并采取相应措施，就可将孩子营养不良的状况扼制在"萌芽"状态。

4 岁的明明一直以活泼、爱笑、乐于交友而深受父母乃至邻居的喜爱。但近几个月来小家伙常常一脸严肃，脾气乖张，动不动就发火甚至动手打人，几个要好的小伙伴先后离他而去。父母带明明到医院做了各种检查，结果显示体重、身高、头围等各项发育指标都正常，但从其母亲的叙述中医生发现，明明饮食中甜食过多，问题的症结找到了——由于糖分摄入过多，消耗了大量的维生素 B1，致使供给神经系统所需的维生素 B1 严重亏损，因而出现情绪上的改变，医学上称之为"嗜糖性精神烦躁症"，属于营养不良的一种。治疗方法是限制甜食，并补足维生素 B1。

明明父母很是不解，不是说体重下降、消瘦、贫血等才是营养不良吗？孩子与这些都挨不上边嘛，怎么也会……

诚然，发育迟缓、消瘦乃至贫血、佝偻病等营养缺乏性疾病，确实是判断孩子是否存在营养不良的指标，但孩子一旦恶化到这一地步，其健康与发育已受到相当程度的损害。有没有更早的信号呢？答案是肯定的，比如以下种种情况就值得家长关注。

1. 情绪变化

大量研究资料显示，像明明那样，情绪不佳，尤其发生异常变化时，应疑其体内某些营养素已告缺乏。

（1）郁郁寡欢、反应迟钝、表情麻木，说明体内缺乏蛋白质与铁质，应多食用水产品、肉类、奶制品、畜禽血、蛋黄等高蛋白、高铁食品。

（2）忧心忡忡、惊恐不安、失眠健忘，表示体内 B 族维生素不足，此时补充一些豆类、动物肝、核桃仁等 B 族维生素丰富的食品会大有裨益。

（3）固执任性、胆小怕事，多因维生素 A、B、C 与钙质摄取不足而造成，故动物肝、鱼、虾、奶类、果蔬等食物应予以补足。

2. 行为反常

（1）不爱交往、行为孤僻、动作笨拙，多为体内缺乏维生素 C 的结果，在食谱中增加富含此种维生素的食物，如番茄、橘子、苹果、白菜与莴苣等。奥妙在于这些食物中所含的甲基水杨酸盐和维生素 C 可增强神经的信息传递功能，从而缓解或消除上述症状。

（2）行为与年龄不相称，与同龄孩子相比行为幼稚可笑，表明氨基酸摄入不足，增加高蛋白食品，如瘦肉、豆类、奶类、蛋类等。

（3）夜间磨牙、手脚抽动、易惊醒，常是缺乏钙质的信号，应及时添加绿色蔬菜、奶制品、鱼松、虾皮等食品。

（4）喜欢吃纸屑、煤渣、泥土，此种行为称为"异食癖"，多与体内缺乏铁、锌、锰等矿物元素有关。海带、木耳、蘑菇等含锌较多，禽肉、牡蛎等海产品中锌、锰含量高，应是此类孩子最理想的盘中餐。

3. 白色糠疹

面部"虫斑"是指出现在孩子脸上的一片或几片色素呈圆形或椭圆形斑片，初为淡红，后转为淡白，边缘清楚，上面覆盖少量细小糠状鳞屑，并有轻度瘙痒感，除脸部外，上臂、颈部或肩部等处也可见到。民间认为，此斑乃是孩子肚子里有蛔虫寄生的标志，故有"虫斑"之称。可事实并非如此。这种以表浅性、干燥鳞屑性、浅色斑为特征的变化，实际上是一种皮肤病，被称之为白色糠疹。源于维生素缺乏，同样是营养不良的一个早期信号。所以当你的孩子长有"虫斑"后，再也不要单凭这一点就给孩子服用打虫药，正确之举是调整食谱，增加食物的花色品种，补足维生素，必要时应在医生指导下服用维生素片。

◇ 情绪会影响孩子正常的饮食

据调查资料显示，现代生活中的儿童厌食、偏食、拒食，近一半是由餐前情绪不良所引起的。很多妈妈爸爸不了解，或者忽视了孩子强烈的心理变化，便在孩子就餐前有一些不适当的言行，导致孩子的食欲下降。

积极的心态有利于孩子养成健康、正常的饮食习惯。人的心理与生理是一个统一的整体，坏心情就像一种病毒，会引起人们身体某些器官发生病变，造成身体素质的下降。让孩子保持积极向上的心态，更有助于他们养成良好的饮食习惯。

森森是一个 5 岁的小女孩，由于有时顽皮吵闹不太听话，会受到父母的指责。

为了化解心中的郁闷，森森喜欢上了吃甜食，而且，每次心情不好，她都会吃甜食，吃得很快、很多。渐渐地，森森开始变胖了，也不爱跟其他的小伙伴玩耍了。到森森 6 岁的时候，她的体重已经达到 30 公斤。父母带森森去体检时，发现她的身体变得很差，肠胃功能很弱，骨质疏松，大脑的反应也很迟钝。这样的检查结果让森森的父母大吃一惊，他们万万没想到吃甜食居然吃出了这么多病。在接下来饮食中，森森的父母按照医生的嘱托，严格地按照食谱定时定量地做饭，并禁止森森吃甜食，经过半年多的调理，森森的身体总算恢复了正常。

家长指责孩子的行为时有发生，这会伤害到孩子的自尊心，吃甜食是孩子宣泄情感的一个出口。孩子是十分敏感而脆弱的，父母要多以积极、鼓励的话语与孩子交流，让孩子感受到父母的期待与爱护，也让孩子形成积极阳光的心态。

妮妮在幼儿园因为跟贝贝抢玩具打了起来，妮妮的父母知道后就批评了妮妮，妮妮很不开心。到晚饭时间，妮妮没有胃口，什么都吃不下。爸爸妈妈一直催着妮妮吃饭，妮妮勉强吃了点，但是吃饭不久就开始肚子胀，不舒服。爸爸妈妈带着妮妮去看医生，医生说是消化不良引起的，并告诉妮妮的父母："心情不好会影响胃液的分泌，导致孩子没有食欲。这时候勉强让孩子吃饭，她就会觉得食物一直堵在胃里，很不舒服。所以，孩子心情不好的时候不要勉强她吃东西，可以先调整孩子的心态，然后再让她吃些好消化的食物。"听完医生的话，妮妮的爸爸妈妈认识到了自己的错误。

在我们的日常生活中，每个人都会有不如意、不顺心的时候。对生活中的烦心事，父母要以积极的心态去处理，也要引导孩子以乐观的态度去应对。不要让孩子带着情绪吃饭。

1. 不要让孩子习惯一个人吃饭

父母没有时间陪伴孩子吃饭，就会缺少一些纠正和约束，孩子也会感觉到父母对他们的漠视，从而产生孤独感。久而久之，就会形成想吃就吃，不想吃就少吃、不吃，或者边吃边玩。从而影响孩子消化功能和营养吸收。

2. 不要在吃饭的时候教育孩子

吃饭本是温馨愉悦的气氛，但是家长利用这个时间来说教，很容易造成孩子心理压力大，情绪低落，父母的责问、训斥会使得孩子精神压力紧张，食欲也就消退，长此如此很容易形成不良的条件反射，使得孩子一到吃饭时精神就特别紧张，孩子心不在"食"，纳食不香，会影响消化和吸收，长久很容易产生厌食症，或者产生心理上的疾病，对于亲子关系来说更是得不偿失。孩子在用餐时受到训斥伤心掉泪，边吃边哭，很容易在抽泣时将食物吞咽到气管里去，引起强烈的呛咳，甚至呼吸受阻，危及生命。

3. 吃饭的时候家人不要争论

虽然我们提倡吃饭时不要说话，避免一嘴两用，但是吃饭期间，还是会聊一些烦恼事。一个三口之家，你会发现这样的情景：吃饭的时候，三个人聚在一起，比如，妈妈可能会抱怨婆媳关系难处理，爸爸可能会抱怨单位里某个同事特别讨厌，言语之间充满了不屑。这些牢骚和伎俩，孩子很可能全盘接收，影响他以后的人生观、世界观。

4. 家长要做到吃饭之前平复好情绪

如果家长能做到在吃饭之前把所有烦心事暂时抛之脑后，用愉快的心情和家人一起享受用餐时光，在饭桌上讲一些正面的、善意的、积极向上的话题，谈些培养孩子光明气质的话题，而把那些生活中的各种矛盾争端移到更加隐秘之处，相信孩子会更容易拥有健康快乐的心态。

第 3 章

帮孩子养成健康的饮食习惯

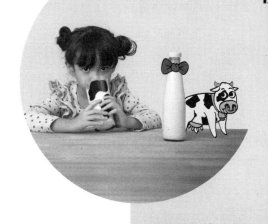

◇ 纠正孩子偏食、挑食的饮食习惯

俄国著名文学家、思想家列夫·托尔斯泰曾说过："教育孩子的实质在于教育自己，而自我教育则是父母影响孩子最有力的办法。"为孩子树立良好的榜样，通过自身的行为来潜移默化地影响并教育孩子，这是最有效的教育方式，也是最容易获得孩子认同感的一种教育方式。

有这样一个小故事：螃蟹夫妻教育自己的孩子要低调，不能横着走路。虽然提醒了多次，但是孩子们还是改不过来。于是他们决定亲自示范。可是他们在示范时却同样在横着走，让孩子们感到奇怪。

错误的示范必然会导致错误的结果，要想教育好孩子，父母首先要自我反省，只有具备了正确的认知，表现出良好的行为，才能真的给孩子做好表率，树立榜样。

琴琴是一个 4 岁的小女孩，深受家长和幼儿园老师的喜爱。但是随着琴琴在幼儿园进餐次数的增多，老师发现了琴琴偏食的习惯。菜里只要有胡萝卜、芹菜，琴琴就一口都不吃，即使让她尝试着吃一口，琴琴也会坚定地拒绝。为了进一步了解琴琴的情况，老师联系了家长，询问孩子对胡萝卜、芹菜等食物是否过敏，结果是琴琴的妈妈不喜欢吃胡萝卜和芹菜，而且由于妈妈的偏食，饭桌上很少出现萝卜和芹菜。考虑到营养的均衡，妈妈偶尔也会在餐桌上添加这两样菜肴，但是，即使有这两样菜，琴琴妈妈也会有意无意地说这两种食物不好吃，这让琴琴也对它们产生了厌恶情绪。

父母的行为在不知不觉中影响着孩子，如果父母在自己的言行中不注意小节，出现了不当的行为举止，就很容易对孩子产生负面的影响，案例中的琴琴妈妈有偏食的习惯，却没有在孩子面前自我约束，反而时不时地在琴琴面前说这些食物不好吃，使得孩子自然而然地接受了这样的想法，进而形成了偏食、挑食的坏习惯。

豆豆是父母的心肝宝贝。每次吃饭时，豆豆都只选择自己爱吃的菜，不吃不喜欢的菜，如果父母强制喂食，豆豆则会哭闹。为了能让豆豆好好吃饭，父母只好听之任之，不再让豆豆吃其他的食物。

由于豆豆每顿饭吃得都不是很饱，饭后的零食则成了豆豆的另一顿饭。久而久之，豆豆的口味越来越挑，越来越不喜欢吃菜，吃饭也总是挑三拣四的。虽然豆豆吃饭很少，但是他越来越胖。

案例中的豆豆没有受到父母正确的教育，他无法知道自己的行为是否正确，而父母的纵容会导致豆豆越来越偏离正确的道路。

由上面的几例情况可见，很多孩子偏食、挑食都与家庭饮食习惯有关。专家曾对1000位母亲进行研究，结果发现竟有80%的母亲存在偏食，她们对"该给孩子吃何种食物"同样存在错误的认识。如果家长自己偏食，就必须克服自身的毛病，以身作则，带头品尝，还要连连称赞，以启发、诱导孩子。

相关研究还发现，孩子偏食与父母引导不当有关。有的孩子从不吃鱼。为什么呢？是因为父母怕鱼刺伤到孩子，所以不让孩子吃。有的父母爱把自己对食物的看法告诉孩子——"什么真好吃，什么不好吃"。甚至，父母经常会问的一句看似"关切之至"的话——"今天你想吃什么"，此时就要注意谨慎用语，因为它也会带来这样的暗示效果："不好吃的食物是可以不吃的""自己吃的食物是可以随心所欲地选择的"。

好的饮食习惯不仅会让孩子拥有一个健康的身体，还有助于孩子心理的积极发展。父母可以从以下三个具体的方面来解决孩子偏食、挑食的问题：

1. 家长以身作则，不偏食、不挑食

家长会对孩子的饮食习惯产生很大的影响，要避免孩子对某种食物产生抵触情绪，家长不能在孩子面前说什么菜不好吃、什么菜不吃，以免自己的饮食偏好影响到孩子。另外，偏食、挑食的家长也尽量地调整自己的饮食习惯，与孩子一起吃多种食物，以保证孩子吸收充足的营养。

2. 烹调方法多样化

单一的烹调方法会让孩子觉得无趣，久而久之，他们自然会对某种食物缺乏兴趣。妈妈可以采用不同的烹调方式，让孩子对这些食材充满新鲜感，并乐于去尝试新的菜式，以解决孩子不吃某种食材的问题。

3. 尊重孩子的意见

有些家长看到孩子不吃某种食物就会强制性地让孩子吃，还会讲出很多大道理，这会让孩子产生反感。每个孩子都可能有不同程度的偏食，每当这时，妈妈不能一味地要求孩子去吃，而要在尊重孩子意见的基础上逐渐地纠正孩子的不良饮食习惯，让孩子乐于接受，积极改正。

4. 有奖，还要有罚

对于孩子表现出的任何一点进步，父母都应给予肯定与表扬，进步不大的孩子，要以引导为主，结合奖励措施来加速饮食好习惯的建立。六七岁的孩子，习惯养成时间较长，父母要耐心地向他讲道理，告诉他这种食物里含有什么营养，对人体健康有什么益处，不吃它会有什么害处……针对孩子的心理特点，讲清道理或能收到较好的效果。

当发现孩子开始厌恶某种食物时，家长绝不能承认其"合法"，不要随便给孩子偏食的权利。如果父母一见孩子不吃某些蔬菜，从此就不再给他吃了，久而久之，可能形成"协同效应"，不吃的食物会越来越多。

另外，家长应多学习合理营养、平衡膳食的相关知识。纠正孩子不良饮食习惯时，要注意促进他的食欲。必须在孩子胃口好、食欲旺盛的情况下实施纠偏。

◇ 培养孩子细嚼慢咽的进食习惯

俗话说："饭要一口一口吃，路要一步一步走。"细嚼慢咽是健康饮食的主要标准，其可以有效地促进肠胃对食物的吸收，使营养吸收得更充分，还能减轻肠胃的负担。另外，还可以在一定程度上保护牙齿，因为在细嚼慢咽时，牙齿上的食物残渣会在咀嚼时被除掉，从而减少牙齿疾病，一些对牙齿有益的营养物质也会深入牙齿中，进而可以让牙齿变得更坚固结实。

现代社会生活节奏的加快使得人们吃饭的速度也越来越快，细嚼慢咽在餐桌上越来越少见了，反而狼吞虎咽的饮食方式成了大多数上班族的常态。这样的饮食行为与习惯既不利于人们自身的健康，也会给孩子造成不好的影响。

如果孩子的吃饭速度太快，他们就很难体会到食物的美味，而是呆板地往嘴里送入食物，填饱肚子，长此以往会降低孩子的食欲；如果孩子吃饭时，饭菜尚未嚼烂就吞咽下去，看似节省了吃饭的时间，但也会加重胃的负担，需要胃花很大的力气去"捣碎"食物，并会造成消化的不完全和胃肠道的各种疾病等，影响孩子的身体健康。因此，父母要养成健康饮食的习惯，吃饭时细嚼慢咽，为孩子树立榜样。

餐桌上，妈妈正在喂琪琪吃饭。

妈妈："琪琪真乖，已经吃了大半碗了。来，再吃一大口。"琪琪吃了一大口。

妈妈："琪琪大口、大口地吃饭，是个乖孩子、好孩子。来，再吃一大口。"琪琪又吃了一大口。

妈妈："琪琪真棒，大口吃饭会长个子，琪琪以后会比妈妈还厉害呢！"

案例中的妈妈误认为孩子大口吃饭就会吸收到食物中的营养，会促使孩子长身体，从而鼓励孩子大口吃饭，妈妈的这种错误观念灌输给孩子，让孩子误以为大口吃饭是正确的吃饭方式。孩子的身体机能比较脆弱，而大口吞咽的吃饭方式会让孩子的消化机能受损。这不利于孩子对食物的消化吸收，也会给孩子的身体造成不好的影响。

在饮食教育中，父母要转变自己的饮食观念，学习健康的饮食知识，然后在平时的用餐过程中渗透健康饮食的内容，以便让孩子从小养成良好的饮食习惯。

有一位孩子的母亲，发现刚满4岁的儿子吃饭吃得很快，还没怎么嚼就咽下去了。担心儿子噎到，妈妈就严肃地劝告儿子："吃饭快对身体有害，不能吃这么快，要多嚼几口，细嚼慢咽，营养才好吸收。"没想到儿子听后反倒不服气，他俏皮地对妈妈说："那您自己就是这样吃饭的，对您身体就没有害处吗？"面对儿子的有力反驳，妈妈抱歉地笑了笑，并对儿子说："妈妈做得不对，那以后我们共同改正，互相监督好不好？""好！"儿子点头同意道。于是再吃饭时，孩子果然放慢了吃饭的速度。

对孩子严格要求，家长首先要严格要求自己。案例中的妈妈自己吃饭快，却又要求儿子慢点吃，这是典型的"双标"，虽然目的是对的，但是孩子是很难理解的。要让孩子自己心甘情愿地改正自己错误的吃饭方式，妈妈就要严格要求自己，用积极、良好的形象来熏陶、影响孩子，让孩子在模仿中学习、在学习中进步。

俗话说："吃得慌，咽得忙，伤了胃口害了肠。""若要身体康，饭菜嚼成浆。"食物只有转化成液体才会被人体更好地吸收，而细嚼慢咽就是将我们所吃的大多数固体食物通过咀嚼磨碎到小肠时成为液态的比例也会高，便于人体吸收。而大口吞咽、吃饭速度过快等方式则使得大多数的食物在处于固体颗粒状态下就进入了人们的肚子，很容易导致消化不良。

细嚼慢咽是追求健康的主要手段之一，吃饭时细细地嚼、慢慢地咽，既可以促进身体对食物的消化吸收，也可以增强孩子的饱腹感，使其不会因吃了过量的食物而感到不舒服。那么妈妈应该怎样培养孩子细嚼慢咽的饮食习惯呢？

1. 留出吃饭的时间

现代人的生活节奏很快，大部分的家长都会认为吃饭慢是在浪费时间，因此，留给吃饭的时间很少，吃饭时会匆匆忙忙、狼吞虎咽。甚至有些人将吃饭看成一件差事，吃完了就算完成了工作。这样的用餐方式会让孩子受到直接的影响。因此，父母每天要专门留出适当时间吃饭，与孩子一起就餐，享受吃饭的过程，并及时纠正孩子的不良用餐习惯，将吃饭当成一种享受、一种放松的方式。

2. 使用小点的勺子吃饭

通常来说，勺子的大小决定了我们进食每一口的食物的多少：习惯使用勺子吃饭的人，要想做到细嚼慢咽，可以从改变勺子的大小开始，比如使用小一号的勺子，或者是规定自己每次用勺子吃饭只用1/2。妈妈这样做了，孩子便会有样学样，也会细嚼慢咽地吃饭。如果使用筷子进餐，就可以遵循多次少取的原则，以增加咀嚼食物的时间，促进食物的消化与营养的吸收。

3. 学着品尝食物

随着社会文明的进步，人们对饮食文化也越来越关注。吃饭作为人们日常生活中不可或缺的一部分，也逐渐被赋予了更深的内涵。所谓"吃得饱不如吃得好"，在吃饭时品尝食物的滋味，享受吃饭的过程，这是社会发展的基本趋势与潮流，也是健康饮食的基本要求。妈妈可以带领孩子一起品尝饭菜，做到"食之有味"。

可见，家长也要注意细嚼慢咽，严于律己，以身作则，做好表率作用，给予孩子积极、正面的影响。

◇ 培养孩子专心吃饭的好习惯

战国末期的思想家荀子曾说过："目不能两视而明，耳不能两听而聪。"意思是眼睛不能同时将两样东西看清楚，耳朵不能同时将两种声音听清楚。这句话指出了专心的重要性。在生活中只有专心、用心地做一件事，才能真正地将事情做好。同理，在就餐时也只有专心吃饭，才能真正地做到健康饮食。

边看电视边吃饭是当前大多数家庭采用的一种吃饭方式，甚至有些父母为了让孩子可以乖乖吃饭，刻意播放动画片等电视节目，让孩子边吃饭边看电视，这种做法是十分不好的。大人边看电视边吃饭是没有什么问题的，但是孩子由于年龄小，生活经验不足，他们在一段时间内只能做好一件事情，而播放的动画片会将孩子的注意力吸引过去，导致他们忘记夹菜、忘记咀嚼食物，饭菜渐渐变凉，自然也就无法引起孩子的食欲。

还有一些孩子会一边吃饭一边玩游戏，吃一口饭就跑几步，想起饭时再吃几口，这样的饮食方式会降低孩子的消化能力，导致孩子的身体不舒服，进而出现食欲不振等情况。而且，边吃边玩还会让孩子养成做事不专心、注意力不集中等坏习惯，对孩子今后的成长会产生不利的影响。因此，父母要杜绝在吃饭时看电视的习惯，也不要任孩子淘气玩耍，让孩子可以集中精力用餐，享受到饭菜的美味。

森森是一个十分乖巧的 4 岁小姑娘，在幼儿园听老师的话，在家也很懂事。每次家人一起吃晚餐，森森总是最早吃完的那个，爸爸妈妈则会因为看电视、看手机等耽误吃饭时间。但最近森森对电视里播放的动画片越来越着迷，尤其是在晚餐时间，一定要一边看动画片一边吃饭，如果电视播放的是其他的内容，森森就会哭闹。为了让森森安心吃饭，父母只好同意让她吃饭的时候看动画片。于是事情就发生了转变，之后的每次晚餐森森都是最后一个吃完的。几个星期后，苗苗的饭量大减甚至对吃饭都提不起兴趣了。与森森老师的交流后，森森的父母意识到自己的错误，知道边看电视边吃饭是不好的习惯，并逐渐地改掉自己的坏习惯。

案例中的父母对健康饮食没有明确的概念，森森边吃饭边看动画片的习惯的养成可以说是其父母的无心之失，但这对父母对此也确实有着不可推卸的责任。孩子在看动画片时，往往会忽略食物本身的味道，使本来的食欲因为受到电视节日的影响而降低，容易造成孩子不能用心吃饭，进而到营养不良的结果，而且看电视与吃饭都需要大脑的血液供应，同时进行两件事情，导致大脑供血不足，时间长了，孩子就会出现头晕眼花等症状。

一心不可二用，如若将注意力同时集中到两件甚至多件事情上，很可能导致什么事都做不好，尤其是对于小孩子来说。因此，要孩子做到健康饮食，父母就要以身作则，对孩子形成的不良习惯先进行自我反思，再指出孩子的错误的同时不断地修正自己的错误，从而使得家长与孩子互为镜子，共同进步。

诚诚是一个活泼好动的小男孩，一刻都闲不住，坐在座位上吃饭的时候，也会一边玩玩具一边吃饭，尤其是在妈妈喂他吃饭时，他会跑得更快。刚开始诚诚妈妈还会叫他好好吃饭，但时间一长，就放任他自己一边玩一边吃饭。

大约过了一个月，诚诚几乎每天都不怎么吃饭了，他也变得越来越瘦弱。妈妈带着诚诚去医院检查，医生说是由于消化不良引起的，并告诫诚诚妈妈："孩子边玩边吃饭会影响胃部对食物的消化吸收，导致孩子身体的消化功能减弱，进而造成食欲不振，孩子体内营养跟不上，身材就矮小瘦弱了。"

看来，虽然孩子一边玩一边吃饭是十分常见的现象，但是父母不能听之任之，而要采取一些有效的手段来帮助孩子纠正错误的饮食习惯，让孩子可以茁壮健康地成长。

集中精神用餐是实现健康饮食的保障。小孩子的身体机能一直处于不断成长发展的过程中，用餐习惯不当很容易给他们的身体带来危害，身体健康孩子才会开心。因此，父母要不断地学习健康饮食的知识，并指导孩子遵守良好的饮食习惯，为了让孩子可以积极主动地投入到吃饭中，父母可以采取以下办法：

1. 吃饭时间聊聊天

用聊天来代替电视是一个行之有效的选择。小孩子的注意力容易转移，妈妈可以利用孩子感兴趣的话题来引出谈话，让孩子可以参与到谈话中，而忘记看电视。比如问问孩子在幼儿园的表现、发生的有趣的事情等，这样的谈话既不会影响孩子吃饭，又促进了亲子之间的了解，一举两得。当然，谈话的频率不宜过高，妈妈一定要注意以让孩子吃饭为主。

2. 将玩具拿离餐桌

小孩子对玩具爱不释手，甚至在吃饭、睡觉时也会拿着玩具，对于孩子集中注意力是十分不利的，尤其是在吃饭时，孩子很有可能因为看到了玩具就放弃了吃饭，因此，将玩具拿离餐桌是让孩子好好吃饭的又一办法。如果仅仅在吃饭的时候将孩子手里的玩具拿开，孩子会产生反感情绪，因此，妈妈可以给孩子一段缓冲的时间，比如饭前 10 分钟提醒孩子要准备吃饭了，让他自己把玩具都收拾好等，保证孩子可以专心用餐。

3. 及时提醒并示范

孩子的成长是一个循序渐进的过程，需要妈妈悉心的照顾与耐心的指导。在发现孩子的不良饮食行为后，妈妈可以通过提醒并做示范的方式来让孩子明白自己的错误。如孩子在吃饭时玩玩具，妈妈就以自身为例教育孩子，并告诉孩子边玩边吃的坏处。经过多次的交流，孩子便会明白其中的道理，并会按照正确的方式来吃饭。

4. 良好的饮食习惯不仅包括良好的用餐习惯，更重要的还包括科学地安排一日三餐，饮食要做到定时定量，不暴饮暴食；合理搭配保证全面营养，不偏食，不吃过多零食等。

◇ 帮孩子养成良好的饮食卫生习惯

俗话说："病从口入。"这说明不良的卫生习惯会使人们的饮食卫生无法得到保证，容易引起身体疾病。因此，父母要培养孩子养成良好的卫生习惯，以确保孩子饮食健康，减少生病。

爱玩爱闹是大多数小孩子的共性特点，6岁左右的小孩由于喜欢跑跑跳跳，他们很容易把自己弄得脏兮兮的，尤其是手上、脸上，总会有各种各样的脏东西。而且很多小孩在放学回家后都会去厨房拿东西吃，这时如果他们没有洗手洗脸，就很可能把脏东西吃进肚里，导致生病。培养孩子讲究卫生的好习惯，一方面可以减少生病，另一方面可以为孩子的仪容仪表加分，给别人留下一个好印象。

培养孩子讲究卫生的好习惯需要从生活中的点滴做起，父母要给孩子树立一个良好的榜样，及时地提醒并纠正孩子的不良卫生行为，渗透讲究卫生的重要意义，让孩子从心底里产生讲卫生的意识。

小孩子对干净卫生的概念是很模糊的，比如他们习惯用手抓食物吃，并认为这种做法是正确的，那么父母就要告诉孩子"吃东西之前要把手洗干净，免得手上的脏东西随着食物进到肚子里，引起肚子痛"等。父母给予详细耐心地解释，就会让孩子对这些行为有清楚的认知，从而逐渐养成良好的卫生习惯。

兰兰妈妈十分注重兰兰的口腔卫生。在兰兰3岁半以后，妈妈天天用小牙刷给兰兰刷牙，等到兰兰4岁多时，妈妈就开始让她自己学习刷牙。刚开始，兰兰不喜欢刷牙，妈妈就在盥洗室的墙上贴一些可爱的图画，图画中有很多小孩在高高兴兴地刷牙，兰兰看到这些图画，便也跟着学刷牙。邻居小朋友乐乐来家里玩时，妈妈也指着乐乐对兰兰说："你看，乐乐的牙齿多整齐、多好看，你要是天天刷牙，你的牙齿也会这么整齐好看的！"经过妈妈多次的指导提醒，兰兰不再排斥刷牙，反而每次要刷牙时都十分积极，期待得到妈妈的赞赏与鼓励。因为口腔清洁做得很好，兰兰的牙齿又白又齐，吃饭时也吃得很香，没有因为牙疼等问题拒绝吃饭。后来，妈妈又用同样的方式培养兰兰勤洗手等好习惯，兰兰都做得很好。

不良的卫生习惯会导致各种身体疾病，孩子从小就开始被教导"勤洗手，讲卫生"，却很少有孩子真正能从小养成讲究卫生的好习惯。案例中的兰兰妈妈没有强制性地要求兰兰按照自己的方式来，而是采用引导和鼓励的方式逐渐地让兰兰养成良好的卫生习惯，这样的做法充分尊重了孩子的主体意识，有利于孩子产生主观认同感，并渐渐地规范自身的言行。

很多父母在约束孩子讲究卫生方面都没有系统的准则，看到孩子手脏就说一句，看到孩子流鼻涕就再说一句，这样的教导无法起到大的作用，孩子还是该怎样就怎样，吃饭时也无法养成良好的卫生习惯。因此，要培养孩子的卫生习惯，确保健康饮食，父母要从生活的点滴做起，为孩子制定规矩，并带领孩子共同执行，如饭前便后洗手、不吃手指、不抠耳朵、不挖鼻孔等。只有将这些生活中的小事都做好，将良好的卫生习惯渗透到孩子生活中的方方面面，才能真正地让孩子养成健康的生活习惯，保证饮食卫生。

要让孩子养成良好的卫生习惯，确保孩子的健康饮食，离不开父母的言传身教。孩子的自律意识与卫生意识都很薄弱，父母要在以身作则的基础上指导孩子的行为，让孩子逐渐地养成良好的卫生习惯。

父母可以从以下几个方面着手：

1. 饭前刷牙，饭后漱口

有些父母觉得孩子到 6、7 岁还会换牙，牙齿是会重新长出来的，所以在 6 岁之前没有必要刷牙，这种想法是错误的。如果在换牙前没好好护理牙齿，不仅会出现一些口腔问题，对健康不利，而且牙床牙根也会受到不利的影响发生一些变化，导致长出来的新牙也不好。因此，父母要培养孩子饭前刷牙、饭后漱口的好习惯，让孩子做好口腔卫生清洁，避免口腔细菌滋生。

2. 勤剪指甲、勤洗手

很多孩子都习惯将手指放到嘴里，而长指甲里很容易藏污纳垢，不经常修剪指甲，孩子很容易将指甲中的脏东西吃到嘴里，很不卫生，而且长指甲很容易抓伤皮肤。因此，父母要经常帮助孩子修剪指甲，但不能剪得太短，以免孩子指腹处的皮肤被磨到而引起疼痛和发炎。孩子在吃食物时会直接上手，如果手部的清洁不到位，细菌很有可能从手上转移到食物上，进而进入到胃肠等人体内环境中，对孩子的健康会造成不利的影响。

3. 及时清理鼻涕

有些孩子会经常流鼻涕，鼻涕堵塞在鼻子里会导致孩子的呼吸不顺畅。那么父母就要及时地帮助孩子清理鼻涕，可以为孩子准备一个干净的小手绢，或者是在孩子的衣服口袋里装上一包纸巾，这样，流鼻涕时父母就可以快速地帮助孩子擦鼻涕了。对于年龄很小的宝宝，父母一定要注意不要使劲捏着宝宝的鼻子擤鼻涕，可以利用棉签等东西将鼻涕慢慢地掏出来，以免伤害到孩子的鼻黏膜。

◇ 生活需要仪式感，共享晚餐亲子时光

现代快节奏的生活环境中，全家人一起坐下吃顿晚饭似乎都成了一件奢侈的事情。尤其是现在很多年轻的父母都要上班，平时工作压力都很大，孩子没时间照顾，孩子很多都交由老人照顾，这样更是减少了孩子与父母的共处时间。而晚餐无疑是家长与孩子亲密接触的好时机。家庭成员一起用餐，既便于父母为孩子树立榜样，培养孩子良好的用餐习惯，又有助于营造温馨的家庭气氛，让家庭更和睦。而且，孩子与父母一同用餐，可以吃到多种食物，更有利于孩子的营养均衡，使孩子养成良好的饮食习惯。

哈佛大学的一项调查发现，家人一起用餐更有助于孩子感受到快乐，并可以让孩子更好地吸收营养。相比于独立吃饭的孩子，与家人一起吃饭的孩子会吃更多的蔬菜和水果，吃更少的零食，这样有助于孩子形成健康的饮食行为。而且，吃饭时孩子也可以和父母进行一些交流，有助于孩子语言能力的发展与积极心理的形成。

对于孩子来说，父母会对他们的饮食给予更多的关注，这会让孩子变得更加自信，有些孩子为了显示自己的能力，会积极地表现自己。久而久之，孩子就会变得阳光而自信。

生活中，父母要多给孩子表现自己的机会，所以，父母和孩子共进晚餐时，要有仪式感。告诉孩子，吃饭是一件很有意思的活动，让孩子爱上这种活动，让孩子愉快的进食。

贝贝小的时候，妈妈就用儿童座椅让她在餐桌上和大家一起用餐。刚开始时，贝贝毛手毛脚，经常会把食物弄掉，每次吃到嘴里的食物很少，但是慢慢地贝贝开始观察父母是如何吃饭的，如何使用筷子、如何拿碗，再把食物送到嘴里。当贝贝完成一次完美的进食，她会高兴地看着父母，父母也会夸奖贝贝又有了进步，当得到父母的肯定和夸奖时，贝贝就会高兴得手舞足蹈。

到贝贝3岁的时候，她就完全可以自己吃饭了，每次吃饭都很积极，不用父母催促，而且贝贝想吃什么都会主动地把菜夹到自己碗里。贝贝很享受跟父母一起吃饭的过程，当她看到吃饭时爸爸给妈妈夹菜时，她也会把自己碗里的菜夹给妈妈，惹得父母直夸贝贝懂事。有时候看到桌上没见过的食物，贝贝也会积极的尝试，虽然有些饭菜并不是她喜欢吃的。她也很少挑食，而且还会学着爸爸的样子，每样菜都吃一点。贝贝现在已经10岁了，她的饮食从未让父母操心，由于经常和家人一起吃饭，营养很均衡，贝贝的身体素质一直很好。

家庭共餐可以促进孩子独立人格的形成，帮助孩子形成良好的饮食习惯。案例中的贝贝跟父母一起用餐，并在自己的学习中，掌握了吃饭的技巧，这是孩子初期成长中重要的模仿阶段，这个阶段对孩子未来的成长起着重要的作用。

温馨愉快的用餐氛围会增强孩子的食欲，促进他们对食物的消化吸收，家长可与孩子谈论一些积极的话题，让用餐时间成为增进亲子情感的美好时光，让孩子在家庭共餐中感到幸福。

吃饭不仅仅是孩子一个人的事情，更是全家的事情。要让孩子养成良好的饮食习惯，还要家庭成员的共同配合，让共餐更有仪式感。

1. 提供营养均衡的食物

孩子有很强的模仿能力，孩子在与父母一同吃饭时，他们往往会关注父母餐盘里都有哪些食物，所以，共餐的时候一定要提供营养全面的食物，父母要做好表率，不能偏食，每样食物都要吃一点，这样，孩子也会模仿，以保证孩子的营养均衡。

2. 树立良好的榜样

父母的行为会对孩子产生潜移默化的影响，在家庭共餐时，父母要展现出良好的饮食习惯，为孩子树立良好的榜样。如饭前洗手，吃饭时不看电视、不浪费食物等等。孩子长期受到父母的言传身教，自然会形成良好的饮食习惯。

第二篇

如何培养孩子行为健康习惯

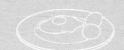

第 4 章

管好自己，不做没人喜欢的「熊孩子」

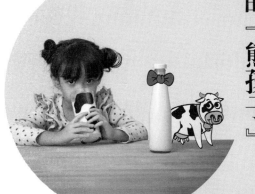

◇ 我们家有个"人来疯"

生活中，很多孩子都是"人来疯"，当家里客人越多，他们越是兴奋，表现欲望越强，家里俨然成了他们的演武场和活动中心。他们或是绕着大人跑来跑去，或是跟人不停地讲话，总之一刻都消停不下来。如果客人不搭理他们，他们就会更加放肆。他们的举动常常搅得大人无法好好说话，即便受到了训斥，也停不下来。

这种情况往往让父母觉得很没面子，内心无比苦恼："人越多越兴奋，完全不像平时那样安静，我家孩子这是怎么了？"

首先，家长如果遇到孩子这样的情况，不必过于忧虑，爱动、爱闹、表达欲望强烈正是一般孩子的性格特点。但是为什么越是人多的时候、越是在陌生人面前他们越爱闹，甚至难以自控呢？其实，他们只是希望通过疯狂的举动吸引大人们的注意，尤其是陌生的客人们的注意，即便会因此遭受爸妈的训斥和嫌弃，他们也在所不惜。

在他们心中，只是渴望获得关注，希望所有人都关注他，他渴望成为所有人的焦点。这也从侧面反映出家人平时对他们的内心世界关注不够，或者很少跟他们交流造成的。他们爱说、爱笑、爱动、爱闹，可能你并不了解，只有通过"人来疯"的举动吸引大人的注意。这种情况大多体现在幼儿身上。

有一天，有客人到家里做客，安安的爸妈将家里打扫得干干净净，希望给客人留下好印象。正好是周末，他们特意叮嘱安安自己做作业、看书。客人来之前，安安一直乖乖地坐在小板凳上看书，妈妈则在旁边准备招待客人的东西。客人来后，妈妈把客人请到沙发上坐下，爸妈和对方有说有笑地聊工作和生活上发生的事，不时因为一件有趣的事而开怀大笑。

与此同时，安安也没闲着，他也不看书了，丢下书就开始围着妈妈和客人转圈，还做出各种鬼脸，在屋子里怪叫着跑来跑去。妈妈低声呵斥了几声，可是他还是不肯停下来像刚才那样好好看书。客人也有些尴尬，聊了一会儿就告辞了。

妈妈对安安的表现非常生气。人越多孩子越兴奋，没人关注他们就感到非常失落，种种与平时迥异的怪异举动试图引起他人注意。安安的行为很好地诠释了这种心理：为了受到他人的关注，成为众人的焦点，做出一些夸张的言行和惊人的举动，甚至不惜犯错。安安放下图书，做出的种种故意的行为，目的当然是为了引起爸妈和客人的注意。

这类孩子内心其实最怕一个人待着，没人理他会非常失望，他们爱凑热闹，害怕寂寞。他们渴望成为一群人的中心，被他人围着、关注着、夸奖着、羡慕着甚至呵斥着，这样他们的内心才会感到快乐。这就是为什么明明知道胡闹会受到大人的批评，可仍然要胡闹，目的只是想通过这种行为告诉你，不要忽略他，不要不理他，不要忘记了他的存在。父母们也不能不经过调查就武断地认为孩子在胡闹，更不能随便对他们发脾气。多抽出时间陪陪孩子，多和他说会儿话，多陪他玩一会儿，多多地关注他，更不可在人多时忽视他们的感受，让他们觉得备受冷落。

然而，"人来疯"的孩子虽然并非孩子的错，但毕竟是一种不好的习惯。

该如何引导他们改正呢?

1. 让孩子有展示自己的机会

孩子们往往好奇心很强,但是持续时间很短,如果妈妈给了他们表现的机会,他们的表现欲获得了满足,自然会表现得很乖。

为防止出现"人来疯"现象,父母最好在客人到来之前跟孩子做好沟通。孩子都是容易引导的,只是你没有做好而已。尤其是如果孩子有特长,可让他展示一番,心里满足了,自然就容易沟通,例如,你可以这样跟孩子说:"孩子,一会儿有个叔叔来家里做客。到时候你向叔叔问好,把你这几天练习的小提琴曲子给叔叔表演一下,然后就回自己房间去,好不好?"事前商量好,不仅会从行动上约束孩子的行为,更能培养孩子遵守约定的能力,一举两得。

当家里来客人的时候,父母不要把孩子当空气,而是要培养孩子的待客之道,让他融入这个氛围。让孩子参与接待客人会让他产生成就感,让他觉得自己有责任做好自己的本职工作,不去打扰大人的谈话。

2. 平时多与孩子交流

爸爸妈妈平时无论多忙,一定要抽出时间多陪宝宝游戏、散步等,参与到他的成长中,而不是不问不顾。要让孩子感受到来自父母的爱。

不要为了自己的方便,硬性给孩子立规矩,因为这会让他们对你产生陌生感、距离感。如果爸妈对宝宝比较严格,较早地给宝宝立了各种规矩,会让宝宝感到压抑。客人来了,父母碍于面子,就会对孩子的言行有所放纵,孩子也觉得难得有机会可以放纵、调皮一下,往往会成为"人来疯"。于是,宝宝就盼着有客人来,他们会抓紧这个时间尽情舒展自己童真快乐、活泼好动的天性了。这样看来,归根结底还是父母的教育方式不对造成的。如果平时就让孩子随性表达自己的想法、表现自己的欲望,自然不会逮着"客人拜访"的机会疯狂作秀了。

3. 父母不可拿孩子做攀比

很多爸妈为了展示自己的实力和虚荣心,往往让孩子在客人面前有意展示，从而获得心理上的满足感。孩子受到表扬后，觉得自己得到了肯定，就会希望多多来客人，好让自己成为更多人的焦点，满足自己的欲望。看似不经意的行为，却促使了孩子成为"人来疯"。若反过来责备孩子，实属不该。父母在生活中尽量不要给宝宝虚荣地引导。

4. 扩大孩子的交往圈，不要圈养式教育

由于爸爸妈妈工作比较忙，孩子平时除了学校就是冷冷清清的家，这对他们的成长极为不利。所以一旦家里来了少见的客人，就显得很兴奋，他们没有和不认识的人或者不熟悉的人交往的经验。所以，父母应该在节假日的时候，多带孩子出门，逛公园、逛书店、郊游等，让孩子多多参与社交，这样一来，他们对于碰到陌生人也就习以为常，自然不会"人来疯"。

总而言之，父母在与孩子共同成长的过程中，只了解孩子的性格还不够，你还必须掌握孩子性格背后的心理动机，从而对孩子循循善诱，让孩子变得更优秀。

◇ 孩子你真的得了"多动症"?

我们很小的时候,就有过这样的经历,就是我们的老师和家长会笑着说那些调皮的孩子患了多动症。实际上,这是非常错误的,也是非常不负责任的评价,要知道,强烈的好奇心、处处想表现自己是每个孩子都有的成长经历。但淘气过头以致在公共场所捣乱,父母就不能不加以约束和管教。正确的方法是区分情况,教育孩子学会自控。

有一个七八岁的男孩,名叫邱天,他在家里总是比较安静,但每到一个人多的地方,却总是停不下来,不是东摸摸,就是西动动,把别的孩子打哭、打坏物品是常有的事。

邱天这样的行为经常引起其他人的不满,老师和别的家长总是来告状。邱天的父母以前想着不约束他可以培养他的创造力,但看到他老是捣乱惹得周围的人不高兴也很是焦急,心想如果因此影响了周围的人际关系岂不是因小失大。邱天的父母束手无策,陷入苦恼之中。

其实,孩子爱捣乱和小动作多是常有的事,尤其是男孩子,关键是分析孩子这样做的心理状态，以及如何看待和引导他。

1. 孩子心理状态分析

（1）强烈的好奇心。心理学上的实验表明，孩子总是对新奇的事物更感兴趣。当孩子到了三四岁的时候，自主意识、独立性逐渐增强，渴望摆脱成人的控制，自己独立去了解世界。捣乱其实是一种天性的体现，是孩子模仿成人生活的一种方式，家长们不必大惊小怪。

（2）渴望引起他人的注意。人类都有一种希望得到别人更多注意、更多关注的渴望，只不过成人表现得更加含蓄、间接，孩子会表现得更加明显、直接罢了。有一些孩子，在家里以自己为中心，被宠爱、关注多了，到了学校或其他人多的公共场合，会发现自己不再是众人关注的焦点了。为了取得一种心理平衡，引起别人的注意，捣乱是一种最具有直接效果的方式。

（3）家长的负强化。许多孩子在家里总希望帮助大人做事。比如说邱天，有一次看见他妈妈在拖地，就拿了一把拖把学着妈妈的样子来回拖，完了还把拖把扔进水桶里，上下乱捣，结果好事变成了坏事，弄得满屋子都是污水。妈妈看见后很生气，忍不住狠狠批评了邱天。有的时候，孩子的行为只是一种自我意识的体现，家长的负面强化加剧了这种行为。

2. 父母如何正确引导

（1）以鼓励为主，寓教于乐。有的时候孩子多动、好动，可能是想帮助家长做事，只不过结果适得其反。作为家长，首先要分析原因，如果是好的动机就要加以鼓励，千万不能不分青红皂白训斥一番，以至于孩子的自信心没了，也许他从此就不会主动帮助大人做事了。正确的做法应该是教会他做事的方法，陪着他一起做，如果一边唱儿歌，一边劳动，寓劳动于游戏之中，效果会更好。

（2）培养孩子的耐心和注意力。好动的孩子学习成绩普遍不好。这是因为上课、做作业时无法集中注意力，活动过多、情绪不稳定等影响了他们的学习效果。

作为家长，要有针对性地鼓励和引导，与孩子一起找到解决问题的方法，引导孩子坚持做完整件事情，让孩子体会到成功的喜悦和欢乐。平时也可以采用拍球数数、物品变位、复述图画等方式来培养孩子的耐心和注意力。

（3）创造挫折情境，使孩子学会控制自己。有的孩子爱捣乱已形成习惯，仅仅采用上述几种方法不能见效，可能还会助长这种不良习惯。家长对待这类孩子，平时一定要加强指导，使孩子懂得在公共场合捣乱是不对的，尤其是当孩子有侵犯别人的行为时，一定要批评教育，决不能姑息。在必要的时候创造一些挫折情境，可以让孩子认识到自己的错误，慢慢学会控制、约束自己的行为。

不过，有许多心理专家认为，多动、好动是孩子的天性，除个别情况之外，大多数孩子的多动、好动其实都是一种正常的表现。

◇ 我的孩子为什么总是喜欢一个人玩

　　小华是一个很漂亮的小女孩，她的父母工作比较忙，小华从小便由保姆照顾。保姆人很老实，不太爱说话，很少带她出去在小区里晒太阳遛弯和左邻右坊的打交道，更不会带她和别的小朋友交流玩耍，后来小华三岁上了幼儿园，问题就来了。

　　爸爸妈妈每天送小华去幼儿园，她都要在幼儿园门口拽着爸爸妈妈的衣服大哭大闹一番。幼儿园老师这样描述小华：不爱说话，也不与其他小朋友玩，中午别的孩子午休，她一个人躲在厕所里玩，别人做操排队，她经常离队，不听老师指令……

　　小华变得越来越怕生、不合群。此时此刻，小华的爸爸妈妈真的是急坏了，不知道怎么办才好。

　　其实每个孩子的内心都是渴望得到他人的理解和关心的，所以，家长应该主动了解孩子的内心状态，和孩子进行深入沟通。千万不要用粗鲁、蛮横的态度对待孩子，让孩子主动说出心理的真实想法和感受。建议家长针对孩子不同的情况做出有效的措施。

1. 克服孩子怕生的心理

怕生不仅表现为怕见陌生人，还表现为怕接触新环境、怕尝试新事物。一见到陌生人，一到了新环境，就会局促不安，不敢说话，参加什么活动，他们也会畏缩不前，胆怯害羞，他们喜欢一个人待在角落里玩。这种现象不仅会影响孩子与他人的交往，也会使孩子失掉许多学习和尝试新事物的机会，而且还会影响孩子成年以后的生活。

我们给父母们的建议是：

（1）创造机会让孩子与生人交往。带孩子散步的时候，停下来跟友善的陌生人聊几句。在公园里，鼓励孩子和小朋友一起玩一会儿。渐渐地，孩子就会感到陌生人并不可怕，而且很和善，能与他人友好地相处。

（2）不要给孩子压力。家里来了客人，父母不必勉强怕生的孩子向客人打招呼，也不必非让孩子为客人表演节目，更不要觉得孩子怕生有损自己的面子，不然孩子更会感到不安和焦虑，对于克服怕生的心理没有好处。

（3）不要讥笑孩子。有一种非常普遍的情形，是父母当着孩子的面，把孩子所做的可笑的事向别人讲述，或者让孩子向人表演他以前的可笑动作，这些父母没有意识到，孩子的心是非常敏感和脆弱的，这样做以后孩子还怎么敢在生人面前露面呢？

（4）走进大自然。让孩子在心灵上不再孤寂。有人说，城市的"都市化"是对儿童天性的扼杀。这可能有点极端。但也不可否认，我们的孩子在心灵上的封闭与城市生活的单调、生活节奏的紧张确实有关。作为家长，我们不妨抽出时间来，带孩子去感受大自然。这样，不仅有益于孩子的身体健康，还会让他们把心中的不快与压抑释放出来，逐渐变得豁达、开朗。

2. 纠正孩子不合群的习惯

随着人们的物质生活水平的不断提高，现代家庭的家长对孩子大多过度关注，父母代办代劳的现象非常普遍，父母的溺爱会让孩子变得刁蛮任性，这样的个性会在孩子上幼儿园或者小学的时候放到最大，孩子们谁也不让谁，

"分享和谦让"对于他们是比较陌生的词汇。看到孩子不合群，家长们也不必过于担心，这是一种正常的生理现象，在孩子成长的过程中，只要我们对症下药，他们就会学着去适应环境，慢慢学会与人友好的相处。

（1）让孩子自然地融入公众场合。有意识地带孩子参加一些集体活动或社交活动，让孩子能适应陌生的环境。指导孩子在公开场合应该注意什么礼节，怎样和他人打招呼，和他人聊天等。孩子稍大一点以后，爸爸妈妈可以请邻居的朋友来家里玩，让他自由自在地与之交谈和游戏，不要因为吵闹或弄乱了房间而责怪他们。在这种自由欢乐的气氛中，孩子的天性自然地流露出来，渐渐地就会变得喜欢和小伙伴交往了。

（2）顺其自然与人交往。让孩子明白，不被某些人喜欢和不喜欢某些人是很自然的，谁也不可能跟所有的人都相处得很好。这样，孩子就不会因为担心自己会不受欢迎而不敢走进陌生的环境，也不会因为一两次交往的失败而对与他人交往时心存畏惧。

（3）消除孩子对社会的恐惧心理，鼓励孩子多接触社会。家长应该清楚地意识到，随着孩子的成长，他与外界的接触会越来越多，孩子是社会中的人，只有在适应社会的过程中，才能获得社会的价值观念、行为规范和知识技能，从而不断成熟。父母不应该因为社会太复杂，就总把孩子收在自己的"羽翼"之下，如果养成习惯，孩子会对社会产生惧怕心理，无力承受外界的压力。家长应鼓励孩子多接触社会，孩子在接触社会的过程中，会遇到在家里根本没有想到过的事情，通过对这些事情的解决，不断总结经验教训，使自己逐渐从稚嫩走向成熟。

◇ "一发脾气"你就输了

乱发脾气,是现代孩子比较常见的现象之一。从心理学角度来看,乱发脾气是孩子意志薄弱、缺乏自控能力的表现。其主要特征是:想要什么就得给什么,想干什么就干什么,不达目的,决不罢休,让父母也无计可施。

贝利成为一代球王,与他父亲的指导和教育有很大关系。

8岁的贝利去上学读书。可小贝利不喜欢读书,学习成绩非常糟,越糟他就越不想学。顽皮孩子的把戏他全会:上课随便讲话,用沾满口水的纸团打人,捏痛女同学的手,在教室里打架……气得那位女教师对贝利施行各种严厉的处罚。可野性的贝利就是不思悔改,而且愈演愈烈。教室外才是小贝利的乐园,后来,他和那群小伙伴成立了一个足球组织,叫"九·七俱乐部"。因为他的伙伴们门前不远处有条"九·七街",而9月7日又是巴西的独立纪念日。

"九·七"足球队成立后,四处征战,所向披靡,在所在地区很快就威名大振,称霸一方。但是贝利的脾气太暴躁,老是爱打架,这让父亲十分担心。有一次,贝利去看一场球赛,爸爸也参加了这场球赛。贝利的眼睛紧盯着球场上的爸爸，只见爸爸突然盘球向前，老练地闪过了对方的后卫，伺机射门。贝利的心突突地跳着，他替爸爸着急。糟了，爸爸失去了进球的机会，他替爸爸十分惋惜。这时，他听到一个球迷高叫："何奥，你这个饭桶！"听到有人侮辱爸爸，贝利立即无名火起，回骂起来。贝利找到了发泄的机会，一场混战开始了。直到看球的军人出来制止，才平息下去。

回到家，爸爸问清了打架的经过，神色庄严地摇摇头说："贝利，你打架太多了！要想踢职业足球，必须控制自己的脾气，有句话说'一捏拳，便输了理'。球场上分两队比赛，观众自然也分两派，一件事使一派观众高兴了，另一派就不高兴，总有人会骂你的。职业球员要适应这种环境，一发火，球就踢不好，裁判员还可以罚你出场。这样，你自己和你那一队的人就吃大亏了！"

爸爸的话有道理，贝利最听爸爸的话，他也最崇拜爸爸，因为爸爸是巴西最好的球员之一，爸爸因为不幸受伤，才抑郁一生，没踢出成绩。他要为爸爸争口气，决心不再吸烟、喝酒，不乱发脾气。

贝利这样的"野"孩子在父亲的正确引导下也能成功，绝大多数孩子再贪玩、再"野"，也不过如贝利而已，相信通过正确引导，一定也会有出息的。

有关专家指出，应当采取如下一些措施，有效地对孩子的坏脾气给予及时纠正：

1. 用转移法转移孩子的注意力

当孩子出现乱发脾气的行为时，应利用当时周围的环境，设法转移孩子的注意力，让孩子被一些新鲜事物所吸引，使孩子放弃无理要求。

2. 用奖惩的办法矫正孩子的脾性

当孩子固执地乱发脾气时，应立即指出他的错误，并对他的态度冷淡下来，不理睬他，直到孩子"软"下来，再给他讲道理。而当孩子有所进步，例如同样一件事，孩子在以前会乱发脾气，现在不再乱发脾气或乱发脾气的程度减轻了，要及时给予表扬和鼓励，希望孩子能继续坚持下去。长此以往，孩子正确的行为得到巩固，错误的行为会逐渐消除。

3. 把握一切机会，对孩子进行教育

要经常对孩子说："人的很多愿望是无法实现的，有的时候，我们必须学会控制自己的欲望。"当孩子放弃了自己不合理的要求时，应及时给予表扬和鼓励，让他的心中产生愉快感，促使他产生更多的积极行为。

4. 创造一个平静的环境与氛围

家长应有意识地加强自身的人格修养，心平气和地处理事情，特别是当着孩子的面更要心境平和，处事大度，孩子在安安静静的家庭环境中会逐步受到陶冶。

5. 结合日常生活进行一系列"磨性子"的活动

例如，让孩子参加学校或校外的书画兴趣小组，在书画练习中陶冶性情；让孩子和妈妈一起剥毛豆、择韭菜，参加诸如此类的家务劳动，在劳动过程中培养耐心、毅力；双休日与孩子一起进行登山、远足等活动，磨炼孩子的意志，增强孩子的自我控制能力。实践证明，这些活动实施一年之后，许多有发脾气习惯的孩子都有了不同程度的进步，发脾气行为的概率明显降低。

总之，一定要记住的就是：不要让孩子感到乱发脾气的好处，更不要急急忙忙向孩子妥协。要让孩子知道乱发脾气是不会受到大家喜欢的。这样，孩子在乱发脾气达不到目的的过程中，就可以学会自我控制，从而逐渐克服乱发脾气的坏习惯。

◇ "蛮不讲理" 没人愿意跟你玩

　　每个孩子都是一个独立的生命个体，需要父母悉心的照顾和教导，需要父母的理解、赞扬和尊重，才能茁壮成长。一个懂事明理的孩子是父母在日常生活中一点一滴地培养出来的。

　　可是有一类孩子，天生认为所有人都要围着他转，必须以他为中心，当一切没有按照自己的设想发展时，他们就表现出暴躁、蛮不讲理的一面。但并非所有人都任由他们的性子来，所以往往会造成这些孩子表现出不好的情绪，发生一些不愉快。

　　乐乐是个聪明伶俐的小男孩，长相可爱，在家里只有他一个小孩，大人们都围着他转。乐乐的爷爷奶奶、姥姥姥爷更是对他有求必应，尽自己最大的可能满足孩子的要求。

　　上了小学之后，老师和乐乐的父母反映了这样一个情况：很多同学说乐乐在班里的图书角碰到自己想要看的书，如果正好其他同学在看，自己一时拿不到，就会过去抢，抢不到时就在一旁哇哇大哭；他有时还会命令小组里其他小朋友做事情，如果对方不听他的话，就会很生气，甚至和其他小朋友吵架甚至动手……另外，老师直接找乐乐交流，他自己说喜欢和班里的卡卡玩，而且相处还不错。为什么呢？因为卡卡非常听他的话，让干什么就干什么，从来不顶嘴，很顺从他……

　　孩子蛮不讲理大多是由父母造成的，出现这种行为，父母应该首先从自己身上去找原因。是否没有原则的迁就孩子，是否在与孩子发生争论时暴跳如雷？如果是这样，请身为父母的你冷静冷静，因为你的所作所为正在影响着孩子，你在不知不觉中将这种以强压弱、粗鲁的作风传给了孩子。

　　那么，如果孩子有了蛮不讲理的倾向，父母应该怎样纠正他们的这一坏毛病呢？

　　1. 从小就不要迁就孩子不合理的要求

　　在孩子年龄较小时，常常会提一些不合理的要求。这时候的孩子并不懂得那样多的道理，如果耐心讲道理行不通，就应想办法转移孩子的注意力，而不应给予满足。如果孩子通过哭闹等手段而满足了自己的要求，下次遇到同样问题时，孩子就又会采取这种方法。但是如果不去理睬，孩子见这种方法行不通，下次就不会以此来要求家长满足他的愿望了。所以，遇到孩子以哭闹来达到要东西的目的时，做父母的一定不要迁就，不要让他养成蛮不讲理的坏毛病。

　　2. 巧妙地对孩子说"不"

　　比如，当家长正忙着的时候，孩子提出某种要求，许多家长会态度强硬地说："一边儿去！没看见我正忙吗？"这样做，经常会打击孩子的情绪，降低孩子的热情。这种方法是不可取的。对付孩子的要求时要运用一点技巧，你可以让他先做点儿他喜欢做的事情，告诉孩子自己现在没有时间，但可以在另一个时间满足他的要求。不过，家长既然答应就要遵守约定，尊重孩子是很重要的。还有，在你拒绝孩子的时候要注意你的口气，一定要温和。

　　据心理学家分析，孩子对自我价值的认识，往往是通过父母对待孩子的态度来判断的。

3. 站在孩子的角度理解孩子

走入孩子的内心，充分体会孩子的心情与感受。这就需要家长多去了解孩子，用引导的方法或用代替的方法让他说出自己心里的感受。比如：温和地请他谈谈他现在的感受，或说"你看起来好像不太高兴""你情绪好像不太好，是吗"等。孩子会从你的话语里感受到你的关怀，他会愿意向你倾诉他的烦恼。在听的同时，家长可用一些语气助词来表明自己在认真地听他讲话，这会表明你对他的话足够重视。这些语气助词和肢体语言最能表达你对他的关怀，让孩子感到你就是最了解他的人。

在了解孩子、站在他的立场上理解他的同时，父母也要让孩子了解你的心情和感受。这时也要注意方式方法，用第一人称来说明问题要比用第二人称好得多，要说出自己的感受而不是责骂他的不对之处。比如看见他将玩具弄得满屋子都是的时候，舍弃"你到底是怎么回事啊？把房间弄得这样乱。"而说："啊！这个房间有些乱的，它让我感觉很不舒服。"据调查，用后一种方法比用前一种方法更容易让孩子接受。

4. 不要轻易对孩子发脾气

在孩子不听话、不守规矩的时候，请你忍耐，不要对他发脾气。比如：上街前，你与孩子讲好了今天不买玩具，可到了商场，他还是吵着要你给他买，而且还一边走一边念叨，让你烦得受不了。这时你千万不要对他吼叫："不是跟你说了吗？今天不买玩具，不要再吵了，再不闭嘴就……"你可以生气，但不要轻易对他发脾气。只要你用眼神和行动来表明你的立场，孩子是很容易意识到自己的不对的。

不要轻易对孩子发脾气的另一个注意之处就是，父母通常容易因为别的事情迁怒于孩子，以至于很容易因为一点小事就对孩子进行打骂，这种方式很容易伤害到孩子的心灵，当然身体上的伤害就更是难免的了。在这种时候，做父母的最好暂时离开，让自己的情绪平静下来，克制自己，不要发泄完了才后悔。

5. 减少和孩子发生冲突的机会

如果你想避免与孩子的冲突，可以做一些你不希望发生冲突的准备。比如：孩子爱吃糖，而你又怕糖吃多了对健康有害，不希望他吃得太多，那么，平时你就可以将糖果收到他不知道的地方，每次拿出一些。这样就不会因为他想做与你不希望他做而发生冲突了。

6. 奖惩分明，约法三章

不论什么事情都要先跟孩子讲道理，态度要温和，最好是用劝说的语气。如果孩子实在不听话，可以进行一些小小的惩罚，如让他自己回屋思考，想通了再能出来。一般情况下，孩子很快就会认识到自己的错误，并愿意改正。当然，孩子表现好时，一定别忘了给他鼓励与表扬。

◇ 不要让"粗心大意"毁了你

洋洋是一名五年级的学生了，但到现在为止，他做事还是马虎大意，什么都要妈妈来为他"收拾残局"，比如，经常他到学校了，妈妈还追到学校把他的书本送过来；做作业总是有很多错别字；考试的时候，也会因为马虎大意而失分；出门不是忘了带钥匙，就是回来发现钥匙不知道放到哪里去了；给他买了三辆自行车都丢了，因为他忘了停在哪里了……这让洋洋妈妈很头疼，总不能二十四小时都提醒他做这个，做那个吧？

案例中洋洋是个粗心大意的孩子，不少家长也有洋洋妈妈同样的烦恼。

马虎粗心是人类性格中的一个缺点。孩子马虎、粗心的毛病，多半是家长没能在小时候多加培养，没有给儿童养成细心认真的好习惯所导致的。粗心的毛病容易给人带来麻烦，不但影响孩子的学习成绩、升学考试，还有可能给人们的生活带来不幸，给社会带来灾难。"小马虎"从表面上看似乎不是什么大毛病，但若不及时纠正，却可能造成严重后果。如果你的孩子也有马虎大意的坏习惯，一定要在孩子还小的时候，纠正孩子马虎粗心的缺点，不要使其成为习惯。

那么，到底我们该怎样做才能改掉孩子粗心大意的毛病呢？

1. 从培养孩子的责任心做起

孩子的马虎粗心，最根本原因是缺乏责任心所致。有了责任心，他自然能够小心谨慎地对待每一件事情，避免马虎。

家长们应少一些包办、少一些关照、少一些提携，让孩子自行处理自己的事情。

有时候家长要狠得下心来，让孩子吃苦头、受惩罚。比如：上学前让孩子自己整理学习用品和书本，如果他忘了，不要给他主动送去，要让他受批评、受教育；再比如：孩子外出之前，让孩子自己准备外出所带的食品和衣物。家长只做适当的提醒和指导，不要大包大揽，也不要强行将自己的想法强加于孩子，等他少带了食品，少带了衣物，或落下别的什么东西，在外吃了苦头，他自然会吸取教训，责任心自然而然地就会加强。等下一次外出的时候，肯定不会丢三落四了。

2. 培养孩子集中精力学习的好习惯

有的孩子放学回家以后，总是先打开电视，然后边看边写作业，或者耳朵上戴着耳机，一边摇头晃脑地听着歌儿，一边做习题。这样怎么能聚精会神地学习呢？

甚至有的家长，不管孩子是不是正在学习，要么开着电视机，要么自己玩手机、看视频等，这些做法都会造成对孩子的干扰，使他不能集中精力去学习，久而久之，孩子便养成了一心二用的坏习惯。

认真是任何人要做好一件事情的前提，如果对什么事情都敷衍了事，草草出兵，草草收兵，必然做不好。然而认真、仔细是一种习惯，要孩子克服马虎的毛病，需要家长的指导和帮助。光靠说教不行，要靠平日里的习惯培养，久而久之，孩子也就有了自我控制的能力，会把认真当成一种习惯。

3. 培养孩子整齐有序的生活习惯

孩子粗心的毛病不是一天养成的。如果孩子从小就生活在一个无序的家庭中，没有一定的作息时间、没有一个好的生活习惯，各种物品随便乱摆乱放，那么孩子做事丢三落四、马马虎虎就理所当然了。

所以大人要引导孩子养成整齐有序的生活习惯。生活上，让孩子养成保管自己物品的好习惯，不仅仅是学习用品，衣服、鞋子等也要放到自己的柜子里，自己整理摆放整齐；学习上，要培养孩子独立完成作业，做完作业要检查、课前要预习、课后要复习等好习惯，每天的作业做完再进行其他娱乐活动等。生活、学习都整齐有序地进行，粗心大意、马马虎虎当然也就少有了。

虽然改掉一个习惯很难，但最重要的是针对孩子的行为特征找到合适的方法，找到引起孩子形成坏习惯的心理根源，再帮他建立好习惯，并不断强化这种心理，逐步改善，一定能够帮助孩子养成做事认真负责，形成高效、优良的好习惯。

◇ 你这个说瞎话不眨眼的"小骗子"

说谎是什么意思呢？说谎是作弊与欺骗在言语方面的表现。这种欺骗与作弊是最要不得的，大而言之，直接的或间接的有害于国家民族，小而言之，亦足以使个人人格破产。

第一是损失自尊心，一个人是不能没有自尊心的，人失去自尊心，不看重自己，则自暴自弃，什么事都做得出来。第二是丧失信用、得不到别人的同情与帮助，从前不是有过一个《牧羊儿与狼》的故事吗？当牧羊儿第一次说谎，在山岗上大喊"狼来了"的时候，别人听了，连忙跑来替他赶狼，可是他却怡然自得，因愚弄了别人一次而开心。哪里知道这一次说谎，竟播下了失信的种子，当狼真的来了，他惊慌失措大喊"狼来了"的时候，别人以为他又在撒谎，便不来救他了，而他竟被狼咬死。

说谎绝不是偶然说说的，必定是养成了一种说谎的习惯，而这种说谎的习惯大多数又是从小养成了的。因此我要谈谈怎样使小孩子不说谎。要使小孩子不说谎，必须先了解小孩子说谎的原因。小孩子为什么要说谎呢？

1. 小孩子怕父母或教师的打骂

有些做父母的，每逢小孩子做错了一件事，便要骂小孩子或打小孩子。

孩子怕骂怕打，便用说谎来掩饰自己的过错，这种掩饰得到父母或教师的宽恕后，于是第二次、第三次做错事时，便再用说谎来求得宽恕。

2. 逃避现实

有时小孩子为了不愿意做或不能做某事时，便叫头疼呀！肚子疼呀！用各种谎言去欺骗父母或教师。这种谎言又往往得到父母或教师的同情，因此以后便也常说谎去推诿了。

3. 好虚名，要面子

一件事本来不是他做好的，却说是他做的，因为可以得到奖赏，面子光彩，于是他说谎了；事本来是他做的，但做得不好，怕丢脸，于是他说那件事不是他做的，也说谎了。

4. 贪利

很多小孩子因为嘴馋，要吃东西，便说说谎；又有些小孩子为了要得到很高的分数或奖品，便在考试时作弊还硬说自己的本领高人一等。这都是贪利的缘故。

要让孩子明白，一个出尔反尔、言而无信的人，在人生大舞台上绝对没有竞争力。你如果渴望自己的孩子长大有出息，就必须把他们培养成一个讲诚信的人。

有一名在德国留学的日本留学生，毕业时成绩优异。他理所当然地留在德国发展。他拜访过很多家大公司，全部被拒绝，搞得他很伤心、很恼火，又没有别的办法，总不能让肚子饿着吧？咬咬牙，狠狠心，收起高才生的架子，选了一家小公司去求职，心想，无论如何这次不会被有眼无珠的德国人赶出门吧！

结果呢？

小公司虽然小，仍然和大公司一样很有礼貌地拒绝了他。高才生忍无可忍，终于拍案而起："你们这是种族歧视，我要控……"对方没有让他把话说完，低声告诉他："先生，请不要大声说话，我们去另外的房间谈谈好吗？"

他们走进无人的房间，德国人请愤怒的留学生坐下，并为他送上一杯茶水，然后从档案袋里抽出一张纸，放在他面前。留学生拿起来看了看，是一份记录，记录他乘坐公共汽车曾经被抓住过 3 次逃票。他很惊讶，也更加气愤：原来就因为这么一点儿鸡毛蒜皮的事，小题大做！

但德国人并不这样想：德国抽查逃票被抓住的概率一般是万分之三，也就是说你逃一万次票才可能被抓住 3 次。这位高才生居然被抓住 3 次逃票，在严谨的德国人看来，那是永远不可饶恕的。一个人在三毛两毛的小利上都靠不住，你还能指望在别的事情上可以依赖他吗？一旦将银行的钱借给了他，你还能指望他还回来吗？一旦签了合同，你还能相信他会不折不扣地履行吗？

对于不讲诚信、存心欺诈的人，在发达国家的打击是比较严厉的。在新加坡机场，我们有个留学生同胞拿着机票没有登上飞机，因为有证据表明，他借阅的图书还没有归还图书馆。而那些曾经在新加坡有过劣迹的，只要他还用他的真名，他就别想再踏上那片土地，因为他从前的行径都已经记录在案，有关部门随时都可以查到。

不诚实的做法或许会暴露在阳光底下，到那时，悔之晚矣。对不讲诚信的人进行透视发现：他们对利益的贪婪是其主要动机。然而，其结果都必然与初衷相反，最终是害了自己。

这位留学生为失信所付出的代价是沉重的，同时，它也告诫我们每一个人，失去诚信害人害己。

那么，家长如何才能正确地向孩子灌输诚实、讲诚信的思想与理念呢？最重要的就是拥有一种开放的心态，这种心态表现在家庭氛围中，就是尽可能为孩子营造一种民主的家庭气氛，把孩子也当作一个小大人来看待，而不是家长眼中单纯的孩子。一个家庭如果能把孩子摆在这样的位置上来要求他、规范他，教育效果往往会更好。

首先，不要怀疑孩子。怀疑，是对孩子的最大不信任，既然你不信任孩子，又怎么期望他信任自己呢？任何时候，信任都是双向的。我们经常会看到这样的父母：他们要求孩子吃完饭在房间里学习半小时，结果却每隔五分钟进去看一下孩子是否在偷懒；他们要求孩子去买件东西，也总担心孩子把多余的钱买零食吃。父母们的这些行为，往往导致孩子用撒谎来对抗，而父母们却认为自己的怀疑是有根据的，这就更加滋长了孩子的不诚信。

其次，只有尊重才能换来诚实。当孩子感知父母在怀疑自己些什么时，轻则会伤及他们的面子，重则可能会引起对抗。伟大的教育家马卡连柯非常注重对孩子的信任，他认为，信任就是对孩子最大的尊重。

有一次，马卡连柯派一个曾经偷过东西的学生去几十里外取一笔数额不小的钱。这位学生由于曾经是小偷，在同学的眼中被视为另类，几乎没人与他来往，他非常渴望得到别人的尊重。接到马卡连柯的任务后，这位学生简直不敢相信这是真的，他问马卡连柯："校长，如果我取了钱不回来了，您会怎么办呀？"

马卡连柯平静地回答："这怎么可能？我相信你是一个诚实的孩子。快去吧！"当这位学生把钱交给马卡连柯的时候，他要求马卡连柯再数一遍。谁知，马卡连柯却说："你数过了就行。"于是，随手把钱扔进了抽屉。事后，这位学生是这样描述自己的心情的："当我带着钱在路上时，一路上我在想，要是有人来袭击我，哪怕有十个人，或者更多，我都会像狗一样扑上去，用牙咬他们，用拳头打他们，除非他们把我杀死！"马卡连柯就是先通过相信孩子，然后让他获得被尊重的感觉的方法，来培养他诚信的行为。所以，只有尊重才能换来诚信。

◇ 对沉溺于电子产品说"不"！

新闻上经常爆出这样的消息：几岁、十几岁的孩子，用家长的账号买游戏装备，打赏主播等等，涉及的金额几万甚至几十万，花掉父母为数不多的积蓄……

新闻爆出后，许多网友把矛头直接指向了日益泛滥的电子产品和孩子不加节制的上网时间，对孩子玩游戏上瘾表示深深的担忧。也有网友指出，孩子玩游戏上瘾与家庭教育脱不了关系。

随着科技的发展，电子产品给我们的生活带来了无比的便利和进步，就算孩子不玩，对于父母来说，电视、电脑、手机、ipad 等电子产品已经浸润到我们生活的一点一滴。我们要认清一个事实：在数码时代，完全逃避电子产品几乎是不可能的，完全不让孩子接触它们已经变得不现实，父母也没必要视其为洪水猛兽。

但是，孩子痴迷于电子产品，不仅伤了视力、影响了学习，还影响了身体、失去了很多兴趣爱好。一味纵容孩子沉迷于电子产品之间，更是对孩子的成长不利；父母该如何为孩子提供正确使用电子产品的方法，让他们能自主地控制和使用电子产品呢？而不是依靠父母的监督、批评来粗暴地控制，拷问着无数父母！

要想解决这个问题，就需要父母深入思考，根据孩子的特点，用适当的方法纠正引导孩子。

1. 父母要以身作则

父母是孩子学习的榜样，想让孩子成为什么样的人，你首先要成为什么样的人，而身教更甚于言教。

家庭的氛围会极大影响到孩子的行为，想要从根本上杜绝孩子玩游戏成瘾，从开始就要将苗头扼杀在摇篮里，做父母的首先要从自身做起。

作为父母，在空闲时间应该多陪陪孩子，不要整天对着手机或电脑，不要让孩子有爸爸妈妈并不关心、了解他们的想法，正确地引导他们健康快乐的成长。如果孩子回到家里，你要和他交谈有趣的话题，陪伴他阅读，和他分享读书心得，这样的有效陪伴就可以让孩子远离网络游戏。

2. 父母要和孩子约定电子产品的使用时间和使用场所

要在孩子开始使用电子产品时，家长可以提前与孩子约定好每天使用的次数、每次使用的时间，并严格遵守。"没有规矩不成方圆"，虽然我赞同要尊重孩子天性，让孩子自由发展，但是这种自由绝非无约束的放任自流，让孩子天马行空。凡事都要有规矩，在尊重孩子的基础上，还要给他一个合理的限制。在对待孩子迷恋网络的问题上，父母一定要持之以恒，在任何时候都不能放纵自己的孩子。

看手机、Ipad 不能随时随地，否则就会出现饭桌上孩子只顾当"低头族"，不好好吃饭的现象了。因此，使用手机也要选择好场所，不能让孩子为所欲为。

3. 引导孩子正确利用电子产品

电子产品最大的好处是它已经成为孩子探索世界的重要手段。父母需要做的是因势利导，去认真研究和找到适合这个年龄段孩子的游戏。对于孩子来说，特别重要的一点是保持旺盛的好奇心，电子产品正因为符合高速发展的信息化潮流，所以总能带给孩子新鲜事物，这也是孩子们喜爱它的原因，父母在遏制孩子玩游戏的同时，也需要谨记，不要因此斩断孩子探索世界的触角。

父母如果能够和孩子一起尝试玩游戏，帮助孩子拓展知识领域，不仅能培养良好的亲子关系、增加沟通话题，还能帮助孩子打开认识世界的大门。在这一点，爸爸由于先天条件的优越性，对于孩子的影响更为巨大，有了爸爸的参与后，能为孩子带来更好的引导作用。

4. 培养孩子的阅读兴趣

努力为孩子营造一个良好的家庭阅读氛围，创造让孩子自己选择阅读的条件，培养孩子的阅读兴趣和阅读积极性，养成良好的阅读习惯，教给孩子正确地阅读课外读物的方法以及选择好书的原则，循序渐进地培养孩子爱读书、多读书、读好书。一句话，就是要采取适宜的方式，培养孩子从小喜欢读书的好习惯。

孩子有了阅读的兴趣，看电子产品的时间自然就大大缩短了。

◇ 时间，是一辈子用不尽的财富

时间管理能力是每个人都需要的一项非常重要的能力。时间是世界上最稀缺的资源。时间没有任何替代品，也没有任何弹性。未来的竞争是节约时间的竞争。时间管理能力的培养应从小做起，养成懂得时间管理的习惯是受益一生的，对于成长中的孩子来说，家长更应负起这份责任，从小就应该重视培养孩子安排时间、运用时间的能力。

在竞技场上，冠军与亚军的区别，有时小到无法判断。比如短跑，第一名与第二名有时相差仅 0.1 秒；又比如赛马，第一匹马与第二匹马相差仅半个马鼻子（几厘米）……但是，冠军与亚军所获得的荣誉与财富却相差天地之远。

毫厘之差，天壤之别！关键时刻一秒值万金。珍惜时间就是珍惜生命。

当你每天醒来，就要给自己上一门"时间利用课"。

认真制定一个生活时间表。将每天起床、洗漱、锻炼、用餐、学习、劳动、娱乐、看书、睡觉的时间安排好，按时去做。如果你能对日常生活时间养成分秒必争的好习惯，就等于延长了自己的生命。

充分合理地利用时间，还能最大的实现生命的价值。

在非洲的大草原上，一天早晨，曙光刚刚划破夜空，一只羚羊从睡梦中猛然惊醒。

"赶快跑。"它想到，"如果慢了，就可能被狮子吃掉！"

于是，起身就跑，向着太阳飞奔而去。

就在羚羊醒来的同时，一只狮子也惊醒了。

"赶快跑"，狮子想到，"如果慢了，就可能会被饿死！"

于是，起身就跑，也向着太阳奔去。

谁快谁就赢，谁快谁生存。一个是自然界兽中之王，一个是食草的羚羊，等级差异，实力悬殊，但在生存上却面临同一个问题——如果羚羊快，狮子就饿死；如果狮子快，羚羊会被吃掉。

著名教育家马卡连柯十分重视对孩子进行时间教育。他说："任何孩子从小时候起，就应当受严守时间的训练，清清楚楚地给他们划出行动的范畴。"

他还说："养成遵守时间的习惯，是一种对自己进行严格要求的习惯。在一定的时间起床，是对意志力最根本的训练，它可以改掉在被窝里幻想的习惯。吃饭的时候准时入座，是对母亲、对家庭和其他人的一种尊重，也是一种自尊的态度。在所有的事情上严守时间，那就等于维护了父母的威信，遵守了法律。"

1. 培养孩子的时间意识

"一寸光阴一寸金，寸金难买寸光阴。"从小培养孩子的时间意识，使孩子懂得珍惜时间，学会管理时间，成为时间的真正主人，对孩子的成长可谓大有裨益。

2. 帮孩子认识时间的价值

孩子做事磨蹭很大程度上也是因为他还没有时间观念，他不知道时间对他来讲意味着什么。因此，培养时间意识对磨蹭的孩子来说是至关重要的。家长要想办法使孩子认识到时间是世界上最宝贵的财富，要想办法让孩子明白珍惜时间就是珍惜生命的道理，可以给孩子讲一些古往今来的成功人士十分珍惜时间的故事，还可以在孩子的卧室里张贴一些名言警句来提醒孩子。另外，与孩子一起讨论磨蹭的坏处也必不可少，家长要明确向孩子指出磨蹭是有害终生的坏习惯，一个做事磨磨蹭蹭的人会白白浪费许多时间，这样的人不仅做事效率不高，而且还会被现代社会所淘汰。

3. 为孩子制订一份家庭作息表，纠正孩子不守时的毛病

为了培养孩子遵守时间的好习惯，可专门为孩子制订一份家庭作息时间表。

4. 让孩子珍惜时间，养成珍惜时间的习惯

教育孩子珍惜时间不是一件容易的事。因为年幼的孩子还不能理解时间是怎么回事，更不懂得生命对于自己只有一次。一般要到少年期，抽象思维比较发达，自我意识逐渐成熟时，孩子才逐渐明白时间的无限性和人的生命的有限性。但是我们不能等到孩子到了少年期，必须从小进行珍惜时间的教育。

当孩子慢慢地认识到时间了，懂得时间的客观性了，也就自然而然地知道珍惜时间了。当然，这样的过程不能少了家长有意识的引导，比如：孩子吃饭的时候，如果因为边吃边玩儿浪费了时间，家长就可以把时间的概念灌输给他。如果孩子做某件事特别有效率，比如：外出前拿好了自己要带的东西，换好了鞋子等等，家长要不失时机地表扬，千万不要忘了抓住主题：时间是客观的，要珍惜时间，高效利用时间。

第 5 章

传播正能量，让孩子成为更好的自己

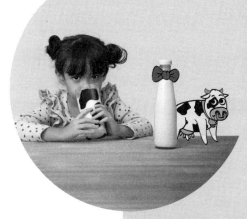

◇ 孩子，你要保护好自己

妈妈出去买菜了，把 7 岁大的小虎留在家里。妈妈认为 7 岁的孩子已经懂事了，完全可以自己照顾自己了，没想到，小虎觉得无趣，便找来一个打火机打着玩，突然打火机燃着了被单，引起火灾，他吓得不敢动弹，好在邻居及时发现，找来消防员，孩子没事。

这类不幸事件的发生，往往是孩子碰到危险不知道如何应付。你的孩子有能力处理紧急事故吗？你的孩子知道如何避开危险吗？只告诉你的孩子提防陌生人，遇到火警不要惊慌失措是不够的，你一定要清楚明白地告诉他，碰到危险情况该做些什么和不该做些什么。以下的原则可供参考：

说话的语气要肯定，不能吓他们。想一下孩子可能会遇到的情况，讲给他听，问他该怎么办，把你们的一问一答当成游戏，可使孩子对其找到"答案"而兴致勃勃。此外，要注意安排一些演习，因为许多的孩子都知道应该怎样做，但真正遇事时却不能付诸实际行动。下面 7 种可能发生的情况，还有应该如何应付的建议，你可以与孩子一起讨论：

1. 你和母亲在一个大购物中心（或者公园）里，你让一些东西吸引住了，停下来看一看，一抬头，妈妈却不见了，告诉那里的负责人你找不到妈妈了，在购物中心去找穿制服的警卫人员，千万不要随便抓住一个大人就告诉他你找不到妈妈了。

2. 你独自在家，有人敲门，你从窥视孔里发现是一个陌生人：独自在家的时候，千万不要给陌生人或只来过你家一两次的人开门，即使那人说有紧急的事情，或者说是你父母叫他来的，也不要开门。但不理也不行，窃贼也许是在试探你家里有没有人。你要隔着大门对外面的人说，你父母在休息，请他稍后再来，然后打电话给你父母或邻居："有陌生人在敲门，在他离开以前，请你在电话里陪着我。"

3. 你步行回家途中，注意到有人可能在跟踪你：走到马路对面或另走一条路以避开那人。假如那个人还在紧跟着你，甚至强迫你，跟你一起走，你就应该跑向一处人多的地方，例如商店或者繁忙的十字路口。不要随便看见一栋房子就跑去，因为那房子也许是空的，又或许那里的人不给你开门，如果你家里没有人也暂时不要回去。

4. 夜晚家里人都睡着了，你闻到燃烧东西的气味醒了过来要大喊："失火了！失火了！"叫醒家人，然后顺着你们平时讨论过或防火演习中预定的通道离开室内，到外面约定的地点。记着不要使用电梯。如果有烟，俯下身子爬出去。可是如果你发觉卧室门过热，那表示火头就在门外，开门很危险。假如你住的是高楼，不要试图从窗口跳出去，应该用被单打信号，让消防队员知道你在屋里。这些都做了以后，便尽量贴近地板，因为那里的空气烟量较少，用湿布掩住口鼻，等待消防队员救你出去。

5. 你发现唯一在家里的大人一动不动地躺着，你使劲摇他也不醒：如果家里有电话，应打紧急事故电话，等人来救援或请邻居来帮忙。

6. 你独自在家，不小心割伤了自己：如果流血很多，用干净的毛巾包住伤口止血，但不能包到太紧使你感到疼痛。然后打电话给父母或邻居。

7. 你和一个不会游泳的小朋友在河边或游泳池边玩，他掉进了水里：除非你受过适当的救生训练，否则不要跳入水里去救人。这时你要大声呼救。假如有个救生圈或是任何漂浮的东西，扔给你的朋友，高声喊他抓住，并等人来救援。你也可以趴在水边，把你找到的一根木棍、树枝或长杆子伸给你的朋友让他抓住，把他拉回岸边。但是要记住，手不能伸得太远，而且一定要保持腹部贴地，那样你才不会失去平衡跌到水里。

给父母的一些提示，为了确保孩子的安全，父母平常应多下点功夫：沿儿女常走的途径，向他们指出什么地方可以去求救，什么地方必须躲开，如小巷和无人的空地等；要孩子实习割伤、轻微烧伤与其他损伤的急救法，鼓励他们学习急救课程；告诉孩子，如果没有大人的监护，不要在水边玩耍；帮助孩子记住住址和电话号码，如果电话有区域号也要记住，要他能正确说出自己住在哪里；教孩子使用电话，在家里电话旁贴上个卡片，把你的住址、警察局、消防队、医生、医院和一个邻居或亲友的电话号码写在上面，以便孩子在急用时能够有效寻找帮助。

◇ 对世界充满爱

对世界充满爱心是我们人类脱离动物、走向高尚情操的重要标志，也是人与人之间共同和平生活的粘合剂。有了爱，我们的生活才会充满灿烂的阳光，洋溢和谐之美，父母应当教育孩子：在漫漫的人生道路上，如果觉得自己孤寂，或者觉得道路艰险，那就要静下心想一想，我向别人付出自己的爱心了吗？我使别人快乐吗？只有自己向社会、向他人奉献了爱，自己才能感受到爱和温暖，才能得到快乐。在送别人一束玫瑰的时刻，自己手中也留下了花香。

看看下面这个近乎寓言的故事，可以作为教育孩子的素材：

有一天，上帝对一个教士说："来，我带你去看看地狱。"他们进入一个房间，许多人正围着一只煮食的大锅坐着，眼睛直呆呆地望着大锅，又饿又失望。他们每个人手里都有一只汤匙，因为汤匙的柄太长，所以食物没法送到自己的嘴里。

"来，现在我带你去看看天堂。"上帝又带教士进入另一个房间。这个房间跟上个房间的情景一模一样，也有一大群人围着一只正在煮食的锅坐着，他们的汤匙柄跟刚才那群人的一样长，但有所不同的是，这里的人又吃又喝，有说有笑。

教士看完这个房间，奇怪地问上帝："为什么同样的情景，这个房间的人快乐，而那个房间的人却愁眉不展呢？"上帝微笑着说："难道你没有看到，这个房间的人都学会喂对方吗？"

这个故事生动地告诉世人，人生在世要学会给予，养成互爱互助、积极奉献的美德。帮助别人，最高兴的不是被帮助的人，而是自己。当看到一张忧虑的脸，在自己的努力下变成一张欢快的笑脸，心中便会倍加愉悦，因为这证明了自己存在的价值，证明了自身的能力，也让你对生活，对事业充满信心。

奉献爱心来帮助别人，实在是件令人非常愉快的事情。有时付出的很少很少，得到的却是巨大而无法用金钱来衡量的回报。生活中不乏这样的事例。

弗莱明是一个穷苦的苏格兰农夫。有一天，当他在田里耕作时，听到附近的泥沼里有哭声，于是他急忙放下农具，跑到泥沼边。他看到一个小男孩正在粪池里挣扎。弗莱明顾不得粪池的脏臭，把这个孩子从死亡的边缘拉了出来。

过了几天，一辆崭新的马车停在农夫家门前，从车里走下来一位儒雅的绅士。

"我要报答你，好心的人，你救了我孩子的生命。"绅士对农夫说。农夫回答道："我不能因救你的孩子而接受报酬。"

正在这时，农夫的儿子走进茅屋，绅士问："那是你的儿子吗？"

"是。"农夫很骄傲地回答。

绅士忽然有了一个好主意，他说："我们来定个协议吧，让我带走你的儿子，并让他接受良好的教育。假如这个孩子像你一样善良，那他将来一定会成为一个令你骄傲的人。"

农夫答应了。后来农夫的儿子从圣玛利亚医学院毕业，并成为举世闻名的亚历山大·弗莱明爵士，也就是青霉素的发明者。他在 1944 年受封骑士爵位，并荣获了诺贝尔奖。

数年后，绅士的儿子染上肺炎，是谁救活他的呢？盘尼西林。那绅士是谁呢？他就是英国上议院议员丘吉尔，他的儿子是英国政治家丘吉尔爵士。

从故事中我们看到，弗莱明因为救了别人的孩子，而使自己的孩子受到良好的教育，最终获得诺贝尔奖。而丘吉尔，则由于帮助别人的孩子受教育，而使自己的儿子在患病时幸运地战胜了病魔。从这个故事中可以看到，其实在奉献爱心帮助别人时，不仅仅是帮助了别人，有的时候恰恰是在帮助自己。

有爱心的孩子不但爱别人，还爱护身边的一草一木。

我们不能忘记那个刻骨铭心的灾难：2019 年 12 月，我国武汉遭受新型冠状病毒肺炎的侵袭，整个城市人人自危。有句俗话说得好："一方有难，八方支援。"在全国人民的热心帮助，积极捐款捐物下，使疫情得到控制。但是，在这以后，一个明显的事实摆在眼前：国内外不少专家指出，由于不好的生活习惯，这种人传人的病毒具有易感染、易传播的特点，使得地球笼罩在这种病毒的侵袭之中，这一切都是人类自己惹的祸！如果我们都能很好地保护自己，保护别人，切断传染源，这次疫情就不会造成这么大的损失。

让我们手牵着手，心连着心，从现在做起，从点点滴滴做起，共同来关心我们的大自然，共同来关注环境保护，共同来保护我们的家园！让地球变成一个洁净、清新、永远年轻的绿色星球！一定要记住：保护环境，责无旁贷！

父母要努力培养孩子的爱心，把爱心奉献给社会，奉献给他人。下面是培养孩子爱心的有效方法：

1. 树立服务他人、服务社会的思想

思想指导行动，只有教育孩子树立起奉献爱心的这种思想，才能使孩子积极地投入到服务他人、服务社会的行动中去。无可讳言，生活在 21 世纪的孩子，大部分是独生子，由于生活条件的改善和父母的宠爱，贪图享受安逸的思想在膨胀，而一些诸如奉献、服务的思想在逐渐退化，这应该引起父母的重视。

有的孩子在现实中，这也看不惯，那也看不惯，怨气冲天，牢骚满腹，总觉得别人欠他的、社会欠他的，却从来感觉不到别人为社会、为他所做的一切，更没有想过自己又给过别人和社会什么。这种人心里只会产生抱怨，不会产生感恩之心，更不会想到要奉献。

2. 学会真诚地关心他人

父母应当经常把以下道理讲给孩子听：只有真正关心他人，奉献出自己的爱心的人，才能赢得他人的注意、帮忙和合作。随时关心他人，希望为人所关心，乃是人类最重要的需要，在得知被别人关心时，我们心中就会产生幸福的满足感。同样，别人也有这样的渴求。而且，我们越是关心他人，也越能获得他人的信任与感动，自然，他人也会更加地关心我们。

3. 将爱心落实到行动上

父母应告诉孩子，真正的爱心不仅体现在感情上，还体现在行动上。如果你有爱心，在朋友伤心时，你就不会只感到伤心，不只是哭泣，而是会去做点什么。爱心更应该是一种行动，应当通过双手来表现，而不仅仅是眼泪。可能你所做的是一些很小的事情，比如在他哭泣时递上一块毛巾，经常探望失落不如意的朋友，给他写封鼓励的信，打一个问候的电话，表明你在与他同行，在支持他……这些行为看似微不足道，但对他人却是雪中送炭，是一种支持的力量。

所以，像其他的美德一样，爱心也需要付诸行动。

◇ 不浪费，请珍惜拥有的一切

人生活在这个世界上，无论是谁，都必须通过劳动创造出相应的财富和价值，贡献于这个社会，才有可能快乐的生存。有时俭朴的生活是一腔锤炼人意志的炉火，它可以促人自立，助人成熟。

在日常生活中，随处可以见到浪费粮食的现象。也许你并未意识到自己在浪费，也许你认为浪费这一点点算不了什么。然而现实绝对不容乐观，节约粮食，是我们每个公民应尽的义务，而不是说你的生活好了，你浪费得起就可以浪费。浪费是一种可耻的行为，只要存有节约的意识，其实做起来很简单：吃饭时吃多少盛多少，不扔剩饭菜；在餐馆用餐时点菜要适量，而不应该摆阔气，乱点一气；吃不完的饭菜打包带回家。

尽量减少对生态环境的压力已经成为一种新时尚，成为新时代人应该具备的一种品质。

怎样教孩子勤俭节约？我们先看看欧美国家的情况。他们的家庭收入普遍比我们高出许多，而且在教育孩子怎样节俭方面也可能比我们高明一些。

美国一些百万富翁的儿子，常在校园里拾垃圾，把草坪和人行道上的破纸、冷饮罐收集起来，学校便给他们一些报酬。他们一点儿也不觉得难为情，反而为自己能挣到钱而感到自豪。有的家庭经济并不困难，但要让八九岁的孩子去打工送报挣零花钱，目的是培养孩子自力更生、勤俭节约的习惯。

扑朔迷离的洛克菲勒虽然聚敛了巨额财富，但自己的生活非常俭朴，而且时时刻刻都在给他的儿女们灌输他那一贫如洗的儿时的价值观。防止他们挥金如土的第一步就是不让他们知道自己是个富人，洛克菲勒的几个孩子在长大成人之前，从没去过父亲的办公室和炼油厂。洛克菲勒在家里搞了一套虚拟的市场经济，称他的妻子为"总经理"，要求孩子们认真记账。孩子们靠做家务来挣零花钱：打苍蝇 2 分钱，削铅笔 1 角钱，练琴每小时 5 分钱，修复花瓶则能挣 1 元钱，一天不吃糖可得 2 分钱，第二天还不吃奖励 1 角钱，每拔出菜地里 10 根杂草可以挣到 1 分钱，唯一的男孩小约翰劈柴的报酬是每小时 1 角 5 分钱，保持院里小路干净每天是 1 角钱，洛克菲勒为了能把孩子培养成小小的家务劳动力感到很得意，他曾指着 13 岁的女儿对别人说："这个小姑娘已经开始挣钱了，你根本想象不到她是怎么挣的。我听说煤气用得仔细，费用就可以降下来，便告诉她每月从目前的账单上节约下来的钱都归她。于是她每天晚上四处转悠，看到没有人在用的煤气灯，就去把它关小一点儿。"他不厌其烦地教育孩子们勤俭节约，每当家里收到包裹，他总是把包裹纸和绳子保存起来。为了让孩子们学会相互谦让，只买一辆自行车给 4 个孩子。小约翰长大后不好意思地承认说，自己在 8 岁以前穿的全是裙子，因为他在家里最小，前面 3 个都是女孩。

美国著名喜剧演员戴维·布瑞纳中学毕业时，父亲送给他一枚硬币作为礼物，并嘱咐他："用这枚硬币买一张报纸，一字不漏地读一遍，然后翻到广告栏，自己找一份工作，到世界上闯一闯。""有钱难买幼时贫""穷人的孩子早当家"。后来取得很大成功的戴维在回首往事时，认为那枚硬币是父亲送他的最好礼物，它使戴维懂得了生活的艰辛，衣食的来之不易。

勤劳俭朴是一种立身、立家、立业的美德。节约教育应该是教育内容中一个永恒的主题。在对孩子进行节约教育时，应该抓住以下几个方面：

1. 家长经常给孩子讲勤俭节约的道理和故事，可使他们收到深刻的教育和影响，让孩子懂得一粒米，一滴水，一度电，都是通过人们辛勤劳动换来的，联系生活实际，让孩子从小养成节约的习惯，比如使用学习用品要节约：一张纸写错了一个字擦掉就可以继续用；一支笔要用到不能再继续削的时候再丢掉。生活中衣服、鞋子不要追求款式，不要过时了就不穿了；人离去要随手关灯；洗手要及时关掉水龙头。

2. 从我做起，给孩子树立榜样，所谓"言传大于身教"，父母的一言一行都会给孩子带来潜移默化的影响。父母的衣、食、住、行，都要做孩子的表率，小到吃尽碗中的饭粒，大到不随便购置衣物，有计划地进行家具建设、以步代车等。"榜样的力量是无穷的"，父母的所作所为，天长日久将会深深的影响孩子。

3. 培养孩子正确的消费观，会养成孩子勤俭节约，珍惜父母劳动成果的好习惯。首先对孩子提出的要求，家长要在力所能及的条件下给予满足，对于不合理的要求，家长不能无原则的迁就。其次让孩子学会利用废旧物品，比如用过的瓶子做花瓶，培植植物；穿过的衣服做手工、沙包或者娃娃的衣服；物品的包装盒可以裱糊成笔筒、玩具盒等等。这样既培养了孩子的节约习惯，又提高了孩子动手动脑的能力。最后，教会孩子计划开支、合理花钱。当孩子手中有一定数目的零花钱时，要帮助孩子科学经济的使用，让孩子懂得"钱要花在刀刃上"的道理。

4. 让孩子参加力所能及的劳动，当孩子自己真正的有了劳动的经历，才知道成果来之不易，从而学会珍惜现有的劳动果实。

◇ 从小学会做个有担当的人

责任心是孩子健全人格的基础，是能力发展的催化剂，是一个人能够立足社会、担当重任的重要条件。孩子小时候所表现出各种主动尝试的愿望，这正是一种责任心的萌芽。如孩子自己要求独立吃饭，试穿衣服，手脏了自己洗等行为都是孩子责任心的表现。

孩子并不是天生具有责任心的，他们是在适宜的条件和精心的培养下，随着年龄的增长和心理的发展而形成的。家庭是孩子责任心赖以滋长的土壤，父母对待孩子的态度、教育孩子的方法是他们能否健康成长的重要条件。

1929 年 7 月 4 日，美国国庆前夕，一个 11 岁的男孩搞到了一些被禁止燃放的烟火炮，其中包括一种威力巨大的鞭炮，叫作鱼雷。一天下午，他走近一座桥边，朝桥边的砖墙放了一个鱼雷大鞭炮。一声巨响，让男孩神采飞扬，可就在这时，警察来了，把男孩带上了警车，去了警察局。警察尽管认识这个男孩和他的父亲，可依然严肃地执行烟火禁令，判定这个男孩要交 14.5 美元的罚金。

男孩自然交不起，只好由父亲代交。令人感慨的是，这位父亲当时没说太多的话，回到家后，他跟儿子说："这件事是你惹出来的，你必须对这件事负责。到了16岁后，你要通过打工来还我的钱。"这个男孩就是后来的美国总统里根，他在回忆录中写道："我做了许多的零工活，才还清了我欠爸爸的那笔罚金。"显然，这件事让里根懂得了什么叫责任——那就是一个人要对自己的过失负责。

像里根的父亲那样，让孩子自己承担过失的责任，看起来似乎有些"残酷"和不近人情，其实这才是父亲深沉的爱。一般来说，当孩子有了过失的时候，恰好是家长教育孩子的最有利时机。不论孩子有什么过失，只要他有一定的能力，就应该让他承担责任，而不是由父母大包大揽。

培养孩子的责任心具体应该怎么做呢？

1. 从培养家庭责任心入手

家庭责任心主要是指能尊重其他家庭成员的权利，自愿承担家庭义务，为自己的行为承担责任。一个具有家庭责任心的儿童，不仅能在现时的家庭生活中扮演好家庭成员的角色，在未来的生活中也有能力组织好属于自己的家庭，他的一生不仅能享受到家庭生活的充实、快乐，同时，也能创造出温馨、和睦的家庭气氛。

孩子，作为家庭的一名成员，既应该享受其权利，也应承担一定的家庭责任，包括承担一定数量的家务劳动。父母可通过鼓励、期望、奖惩等方式，督促孩子履行职责，培养责任心。

培养孩子家庭责任感的根源在于家长是否具有家庭责任感，还在于家长是否给孩子锻炼的机会。如果你不是一个尽职尽责的父亲或母亲，怎能对孩子进行责任心的教育呢？母亲与朋友玩麻将通宵达旦，不顾及对家人的干扰；父亲忙于在外应酬，家里一团糟。父母又有什么理由和资格去埋怨孩子不愿回家呢？

在一个专制的大人王国里，也难以培养出有家庭责任感的孩子。因为家长对孩子控制得太死，管制得大多，使孩子没有机会就某件事做出负责的行为，孩子做事只是服从，听命于大人的意见，而我们强调的责任感并不是指你的孩子按照你告诉他的方式去行事，而是他能主动发现并自主地做出反应。

只有民主的家庭，才是家庭责任感生长的最佳环境。在这样的家庭里，家长和孩子相互独立，并非各行其是，漠不关心，而是彼此尊重又相互关照，孩子受到重视，家长具有威信。

2. 让孩子学会自我服务

许多父母可能觉得，孩子只要管好自己的学习，不用去理会家里的大事小事，这些事都不用孩子操心。父母把孩子的利益放在最高的位置，孩子不知道在家里要承担责任，却只知道理直气壮地争取权利，这与父母只知道重视孩子，不知道重视强化孩子的责任意识有关。

有一位妈妈说："我的孩子都5岁多了，让他做点自己力所能及的事情，总不能认真做完，不是虎头蛇尾，就是马马虎虎敷衍了事。尤其是当外面稍有动静，他就会立即放下手中的事情。平时玩的玩具、看的故事书丢了就让父母找，自己却心安理得地把责任推掉了，真拿他没办法。"其实，孩子缺乏责任心，与家长的教育有很大关系。许多父母对孩子的关怀无微不至，孩子从来不洗衣服、不刷碗，玩过的玩具随手乱放，洗脚水要让妈妈打好，上学时书包要让妈妈给背……孩子们就这样过着衣来伸手、饭来张口的生活，本来是他们应该自己做的事情全由家长代劳了，应该自己负的责任全都由家长承担了，难怪孩子们只知索取不懂得付出，缺乏应有的责任心了！

因此要培养孩子的责任心，首先就得要求家长一定要让孩子去做他力所能及的事情，让孩子学会自我负责，去承担自己应当承担的一些责任。比如对6岁以上的孩子，要求他收拾房子，自己叠被子，整理、修补自己的玩具和图书，收拾整齐自己用过的物品和玩具；另外，对学钢琴、绘画的孩子，父母要让孩子自己收拾琴谱、绘画工具等，养成独自保管整理用品的习惯。

对孩子来说，自我负责是既具体又容易接受和做到的。一个孩子能学会自我负责，那他就一定会培养出责任心来。

3. 给孩子承担责任的机会

孩子在成长过程中，对一些事情表现出没有责任感也是正常的，因为孩子不清楚有些事情做得不好会对他有什么不好的影响。所以，为了培养孩子的责任感，父母可以适当地给孩子承担责任的机会，让孩子受到后果的惩罚，他以后自然就会提高警惕，不敢马马虎虎、草率行事。

有一则报道曾讲：美国一个小学生因破坏性行为受到停乘校车一星期的处罚，孩子只好每天早起步行上学。孩子的母亲虽然觉得孩子辛苦但也绝不用家里的汽车送他去上学，因为这位母亲懂得："孩子就应该对他自己的行为负责！"

如果这件事发生在我们国家的小学生身上，很可能演变为两个结果：一是家长出面与学校交涉，要求学校宽大处理；二是家长自己开车送孩子上学。在这里，就折射出两个国家两种不同的教育观。

当然我们提倡美国母亲的教育观，因为它能使孩子认识到，一个人应该对自己的行为负责，这样才能培养孩子自觉遵守规则、积极自律的观念和习惯。而中国家长的教育观却是对孩子的溺爱，结果可能会导致孩子缺乏责任心。

陈先生很会教育孩子，一次他的女儿忘记带作业本，打电话让爸爸给她送去。陈先生虽然心疼女儿，但他决意要让女儿自己承担应负的责任，就跟女儿说："没带作业本是你自己犯的错，自己要承担后果。"女儿下午回来时垂头丧气，陈先生知道老师批评她了。这时陈先生对女儿说："挨了批评谁都会不高兴，但这对你今后有好处。爸爸教你一个方法，保证你以后再不会因为这种事被老师处罚了。"

女儿的表情立刻转阴为晴："爸爸，快告诉我，是什么办法？"

于是陈先生就跟女儿说："只要你每天睡觉前，对着记事本把明天要上的课本放进书包，然后在记事本上打钩；把作业本放到书包里，然后在记事本上把完成的作业打钩，看着你记事本上要做的事情统统都打钩了，说明你要做的都完成了，这样就不会发生忘记带东西的情况了。"

女儿自从采纳了爸爸的建议后，就再也没有出现过忘记带作业本的情况了。

如果孩子对自己的行为后果不承担责任，很可能会导致他们的社会化进程的失败。因为他们很难形成社会的归属感，从而难以适应社会生活。因此，我们应让孩子从小意识到，自己的行为后果要由自己负责，而我们的家长也要给予孩子承担责任的机会。

4. 给孩子独立做事的机会

责任产生、发展的过程正是培养孩子责任心的最佳时期，培养孩子的责任心没有灵丹妙药，但却有办法可行。给孩子独立做事去承担责任的机会，是非常好的一种方法。一个人只有摆脱了依赖别人的心理才能意识到自己的责任重大，才能主动地承担责任。

当我们让孩子独立做事时，孩子们都会异常的兴奋，他们会小心翼翼地端碗拿筷，他们会认真地擦干净桌椅。

一位妈妈讲了这样一个故事："我曾经给孩子5元钱，告诉孩子可以在超市里选一种他喜欢的东西。我看着他在不同的货架前穿行，不时地拿起某种商品仔细地看看，认真地询问商品的名称和口味，我知道他在比较、并进行权衡。终于，孩子拿定主意，拿着他喜欢的东西去收款台交钱了。我深知孩子在挑选东西的过程中体验到了快乐、满足。"

其实，孩子在独立完成某事的过程中，学会了客观地认识事物，同时也客观地认识自己的需要和能力，并且逐渐意识到什么事情是他们能够把握的，什么事是他们左右不了的。

当孩子的自发性发展到一定程度时，他们在做事情的过程中，会增强自身的能力，体验到自身的价值，并学会去独自承担该承担的责任，尽自己的能力把事情做好。

5.　父母言传身教树立榜样

孩子的责任心需要父母言传身教从小培养。孩子不会听你在说什么，而是在看你在做什么。孩子最早的学习对象就是从模仿家长的行为开始的

一个3岁左右的孩子，拿着一盒酸奶在轻轨上乱跑，妈妈在旁边制止他，可他依旧在那开心地跑着，结果一不小心摔倒了，酸奶洒落一地。妈妈立刻蹲下从包里拿出纸巾和垃圾袋，让孩子把洒下的酸奶擦干净。

这位妈妈对待孩子在公共区域的行为是负责任的，孩子也会在妈妈的行为中，知道自己的责任。

父母是孩子终身教育的第一任老师，教育家陶行知说："我希望我的儿子要成为一个什么样的人。我自己得先做成那样一个儿子。"同样，要培养子女的责任感、事业心，首先家长就要敬业爱岗，有强烈的责任感、事业心。

◇ 不抱怨，把握人生的分寸感

孩子的世界是一个相对独立的世界，孩子们有特定的价值观，对待友谊、成功、失败等都有自己的看法，并有自己的一套处理方式。父母应给予孩子正确指导，帮助他们养成处理挫折，学习正确处理关系的能力。

有的父母就把有些选择的权利交给孩子，但是要在事前为他提供有关情况，帮他分析各种可能，并且教育他自己选择了，自己就要负责任。他们认为在这种情况下，即使选择错了，也是一次学习机会，是很值得的。选择和责任总是联系在一起的，如果孩子的事情，件件都让父母去做主、决定，孩子不会想到自己对这个决定有责任，因为不是自己选择的嘛。如果把权利交给了孩子，他的选择反而会比较慎重，因为他知道，一旦选择了，就要由自己负责，是好是坏，后果都要自己承担。

所以，教育孩子，在遇到问题时让他们自己做决定，如果遇到挫折困难，不要抱怨，不要总是找外界的原因，而忽略自己本身的错误。人生有很多就算努力也得不到的东西，只要努力去做了，无怨无悔就好。这有利于孩子正确地认识生活、体验生活，不论对于培养孩子的独立意识，还是增强自理能力，都是非常重要的教育方式。

乔尼虽然才 11 岁，却是一家夏令营的辅导员助手。由于他公正、热情、待人细致周到，这是第三次被聘到夏令营做助手照顾年幼的夏令营成员。妈妈一向相信乔尼的自理能力和出色的社交能力，对他整个暑假都在夏令营生活很放心。这天妈妈忽然接到乔尼的电话，妈妈很高兴问他情况怎么样，但乔尼有些情绪不佳。

"亲爱的，有什么不对吗？"

"妈妈，我们原来的辅导员走了，新来的辅导员莉莎小姐很粗鲁，对我们这些工作人员很严厉。"

"那么她怎样对你严厉了呢？"

"今天早晨我没有在规定的时间内将我的队员召集到早餐处，她竟当着全队人的面将我训斥一番，让我在队员面前抬不起头。"

乔尼的声音有些沙哑了，妈妈很为儿子难过："你是义务去帮助他们的，她没有理由这样对待你，我马上给你们的营长打电话，叫她去同你的辅导员谈谈，好吗？如果不行的话，不如辞了工作回家来，反正假期里应休息一下。"

妈妈心疼儿子不无道理，根据母亲对儿子的了解，他是位让人信得过的辅导员助手，没能按时召集齐队员，一定是有什么原因在里面，辅导员不分青红皂白当众训斥乔尼，使他在自己的队员面前失去威信，的确有失考虑。但妈妈在儿子面前这样评论辅导员的行为，会使乔尼更加认为自己是委屈的，而不肯检讨自己有无责任，辅导员在他心目中的形象进一步恶化，从而对今后他们之间的工作关系不利。妈妈毕竟只听到儿子的一面之词，并不了解全部过程，急于发表意见是不妥的。

更加错误的是妈妈提出要亲自找夏令营的负责人谈这件事，这就管得太多了。儿子与自己上级的关系如何要由儿子自己来处理，妈妈在这里不应介入其中，剥夺儿子处理问题的权利。

当儿子向妈妈述说自己的遭遇时，妈妈当然不能毫无表示。儿子感到委屈，心情不佳，妈妈应提供安慰与同情："亲爱的，我可以理解，你一定觉得很不好过，但愿同妈妈谈谈可以使你的心情感觉好一些。"再往下，妈妈可以做的是帮助儿子分析一下整个事件的始终，让儿子检查一下自己可能存在的问题，同时也要对局势的可能变化进行一些讨论："新辅导员可能是粗鲁主观一些，不注意对待工作人员的态度，但学会与各种各样的人交往、相处，也是你参加这项服务的目的之一，如果你能够想出与莉莎小姐的关系处得融洽一些的办法，对你今后的工作会有好处，也锻炼了你与人相处的本领，你觉得如何？"这样，妈妈既给乔尼一些十分切实的指导与帮助，又避免直接站到他的位置上替他处理问题，给乔尼留下了思考和发展的空间。因为毕竟是乔尼的事，应由乔尼自己办。

妈妈在与乔尼的谈话中另外一个不应有的错误，就是提议乔尼可以回家来。这样既鼓励乔尼在困难面前逃跑，又削弱了乔尼的责任心。能够被聘为夏令营辅导员的助手是光荣的，说明了儿子的工作的能力、品德被人欣赏，而担当起这项职务，便意味着担当起一副责任的重担要带好自己队里的营员。如果仅因为与辅导员的关系出现问题，就放弃工作，转回家中，置荣誉与责任于不顾，孩子的责任心与面对困难的勇气与毅力又从何而来呢？

孩子作为一个社会成员存在，需要与社会发生关系，人的关系便是其中最为基本的关系之一，要培养出一个完整的、有现实意义的个体，孩子们需要接触尽量广泛的社会层面，与各类人交往，因而他们可以学会如何判断评价人物，积累与人交往的经验。而父母的职责是给予孩子足够的指导，使他们能够正确地看待人与事物。

◇ 世界上最美妙的是梦想

儿童是最爱做梦的，谁的童年没有一个美好的世界？他们的梦想丰富多彩而又充满奇思妙想，他们是最爱做梦、最会做梦的孩子，是天生的"梦想家"。

世界上最美妙的东西是什么？是七色的彩虹，是海阔凭鱼跃，还是天高任鸟飞？不，都不是，是梦想。梦想比彩虹更绚丽，比大海更深沉，比天空更广阔。它拥有梦幻般的华美、纯洁和甜蜜；它是每个人心中最崇高的净土。

拥有了梦想，就拥有了成功的基础。梦想是人生前进的动力，没有梦想的孩子，很难找到努力奋斗的意义和方向。说到底，人与人之间的差别不仅仅在于智商和努力，更在于梦想。一定程度上，梦想决定了你的人生高度。

充满梦想的孩子往往做事更决断、更有创造性，他们对什么事情都勇于尝试，他们的梦想往往天马行空、无拘无束，也因此成为创造力极强的一类人，也更容易成功。

这世界没有绝对不可能的事情。有了梦想之后就要相信自己，而要实现自己的梦想，就要排除一切杂念和干扰，始终意志坚定地朝着自己的梦想去奋斗。现实社会中，拥有梦想的人很多，但实现梦想的人却很少，这是因为拥有一个梦想是非常容易的，但要实现梦想，却需要执着的精神坚持下去。

看完中国的 C919 试飞后，凯凯对飞行员很是美慕，于是大声对爸爸说道："爸爸，我长大后也要当一个飞行员。如果我是飞行员，我一定要把飞机开得稳稳地，不让它出一点意外，让飞机上的乘客安全落地。"

"嗯，凯凯太棒了！那为了实现这个梦想，你现在应该做哪些准备呢？"

"啊，还要准备呀？"

"是呀，梦想是第一步，有了梦想，就要通过自己的努力来实现梦想，这样才能保证乘客安全呀！"爸爸引导着凯凯进一步思考。

"好的，爸爸，我一定会努力实现自己的梦想的。"

美国著名科学家、政治家富兰克林曾经说："从事一项事情，先要决定志向，志向决定之后就要全力以赴、毫不犹豫地去执行。"也就是说立定志向，必须要有行动。如果孩子只是说说，并没有付诸行动，那么就意味着这个志向他并不是很在意，很可能会半途而废。作为父母，就要想办法提醒孩子要有所行动，要用自己的努力去推动志向的实现。

波士顿 9 岁男孩阿列克谢是个有梦想又勇于实践的孩子，他的成功对有梦想的孩子是一种鼓舞。跟所有的 9 岁小朋友一样，阿列克谢非常爱吃零食，而正因为他对吃零食的执着爱好，他甚至向父母宣布要给自己喜欢的零食公司投资。但父母查询后发现，这家公司并没有上市，无法接受他的投资。遇到普通的孩子和家长，这事儿也许会就此打住。但是！妈妈鼓励他可以把他对公司的想法写信告诉这家公司的董事长鲁比兹基！"吃货"的动力你无法想象，小阿列克谢真的给董事长写了一封信，淋漓尽致地表达了他对公司零食的热爱，以及非常想做一位投资者的愿望。

奇迹发生了：妈妈把他的信寄了出去，公司的董事长被这位小吃货热情并充满鼓励的信彻底感动了。很快，公司诚挚邀请母子俩去总部参观，同时让小吃货阿列克谢担任了一天财务总监，并且拥有公司 10% 的股份！当然，在阿列克谢眼中，最激动地要数品尝所有的新产品并一一打分！多么美妙的一天啊！

看了这个故事，让我们深感触动的是，永远不要着急否定孩子的梦想多么"不靠谱"，家长一定要维护孩子这份激情，说不定会有奇迹出现，这会非常有利于孩子以后的成长。总之，一定不要轻易嘲笑孩子的梦想！套用一句流行语：梦想还是要有的，万一实现了呢？

有梦想，未来就有无限可能；有梦想，人生就有方向。有梦的生活，色彩闪亮。对孩子来说，更是如此。其实梦想才是孩子前进的最大动力！

相信每一个父母都听过孩子向他们说出自己的梦想，可又有多少父母像阿列克谢的妈妈一样积极去为孩子争取，为孩子的未来争取一片美好的天空呢？

当然，这个梦想家如果不停地空想，或者流于肤浅的夸夸其谈，他们最终就会像赵括一样，成为一个只会"纸上谈兵"的人，所以，父母一定要行动起来，一起为孩子的梦想努力。

◇ 每天都进步一点点

在中国，荀子曾经这样说道："不积跬步，无以至千里；不积小流，无以成江海。"这警示人们，生活中凡事皆是由小至大，小事不愿做，大事就会成空想。正所谓的集腋成裘。人要成功必须从小事做起。这也是心理学上的点滴效应。

二战后的日本一片萧条，国家百废待兴。为了振兴日本的经济发展，日本人请来了美国的管理大师戴明博士。戴明博士到日本演讲时这样说道："我不用讲太多的道理，想发展只有一个理念，那就是每天进步 1%。"每天进步1%，那还不容易啊？日本很多的企业家回到自己的企业，就全力的贯彻这种理念。在这个理念的指导下，日本经济取得了最终的辉煌：不论是电子产品，还是汽车，日本打造出了一大批的世界品牌。而有趣的是，一直到今天，日本产品最高质量奖还叫戴明奖。可见戴明博士对日本企业精神的建立起到了多么重要的作用。

后来到了80年代，美国的福特汽车被日本的汽车公司竞争得快站不住脚，亏损超过30亿美金，这个时候福特也找到戴明帮忙。于是，戴明回到美国给福特做演讲，主题仍是"每天进步 1%"。福特也采用这种理念管理公司。结果两年以后，福特就赢利 60 亿美金。

1% 是多么的微不足道，可是每天进步 1%，却能够彻底地改变一个企业的命运，甚至改变一个国家的命运，这不得不令人惊叹。现实中，这种点滴效应在教育上被广泛地运用。

不管是在家庭教育中还是在学校教育中，父母和学校的老师都希望孩子每天都能进步，哪怕每天进步 1%，长此以往，那么孩子将取得巨大的进步与成功。

在一天的课程快要结束的时候，老师问学生："大家说说看，今天的你比昨天多了哪些进步呢？"

一个学生回答："我今天记住了 10 个英语单词，而且还能流利地背出来！"

一个学生答道："我今天知道了金字塔的许多情况，希望将来有一天能够去那里旅游！"

而另一个学生回答道："老师，通过今天的一件事，我懂得了对人要有礼貌。"

最后一个学生回答道："对不起老师，今天一整天我都不舒服，我觉得我没有什么进步！"

这时，老师立即说："其实，每个人都应该每天有进步，而不舒服不应该成为不进步的理由。同学们，你们要记住我的话，有朝一日你们会发现，世界上的大部分事情都是由于觉得不太舒服的人做出来的，因此你们一定要坚守每天进步一点点。"

学生们似乎有些明白，似乎又不太明白，不过他们都在点头。孩子们没有注意到他们有些驼背的老师，这位老师的身体并不是很硬朗，而且这位老师在说这话的时候，声音都有些沙哑。不过老师觉得自己比昨天又进步了一点点，那就是教会了他的学生们要每天进步一点点。

其实，对于每一个人来说，每天进步一点点，并不是很大的目标，是很容易实现的。

现实中很多的成功来源于诸多要素的几何叠加。例如，每天走路比头一天精神一点点；每天笑容比头一天多一点点；每天效率比头一天提高一点点；每天行动比头一天快一点点；每天方法比头一天多一点点等等。在现实家庭教育中，家长不要对孩子期望过高，其实只要让孩子每天进步一点点，长此以往，那么孩子就已经取得巨大的进步了。

青少年时期正是孩子成长的关键时期，在此阶段父母对于孩子的教育不能揠苗助长，只需孩子每天都能进步就好，哪怕是一点点也是一种进步。这样，每次一点点的放大，最终会带来一场"翻天覆地"的变化。

第 6 章

关注孩子的情商培养，做天才儿童

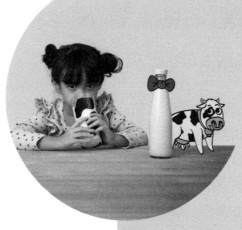

◇ 人与人之间，最重要的就是沟通

曾听过这样一个故事：

狮子和老虎之间爆发了一场激烈的战争，最后两败俱伤。狮子快要断气时，对老虎说："如果不是你非要抢我的地盘，我们也不会弄成现在这样。"老虎吃惊地说："我从未想过要抢你的地盘，我一直以为是你要侵略我。"狮子和老虎都错解了对方的意思，没有沟通就按照自己的想法实施了行为，结果，它们都用自己的生命证明了沟通的重要性。

沟通可以及时地消除人与人之间的误解，增进理解。一个人沟通能力越强，人际关系就越顺畅，成功的概率就越大。卡耐基曾说过："一个成功者，专业知识所起的作用是15%，而交际能力却占85%。"的确，人际关系的和谐是一个人能够取得成功的重要因素。

一个周二上午的加餐时间，幼儿园中二班的教室里，小朋友们都在安安静静的吃水果。"啊"的一声很尖锐的声音马上吸引了老师的注意力，这是一个小女生蕊蕊带着哭腔在那喊,老师下意识的以为是不是水果里面有虫子,或者水果掉到了地上之类。老师走上前去询问原因,原来只是对面的小朋友不小心踩了一下她的脚。老师耐心地劝导:"首先对面的小朋友并不是故意踩到了你,其次她已经及时向你道歉了。再者就算有任何问题,哭和叫都是没用的,你应该尝试用小嘴巴去说,和小朋友尝试着沟通去解决这个问题,如果不行的话,可以再去找老师。"听了老师的话,蕊蕊的情绪渐渐平复了下来,哭声也渐渐消失了。

孩子在与同学的相处中难免会遇到些小矛盾和小摩擦,关键在于如何去处理,去沟通。一旦情况出现后,作为老师和父母,可以听取孩子的申述,弄清原因、情节,引导他们采取双方可以接受的方法解决。本着小事讲风格,大事讲原则的处事方式来处理与同学之间的矛盾。

学生和老师之间的关系是孩子人际关系中非常重要的一种关系。与老师沟通良好,会让老师更多地了解孩子的优缺点,使老师能够因材施教,有利于老师把知识更顺畅地传递给孩子;孩子对老师了解,也有利于更好地从老师那里理解学校的规章制度和老师的期望与要求,使其对老师管理和授课的效能性都有帮助。

绝大多数老师是喜欢礼貌大方,谦虚好学的孩子的。家长要教孩子尊敬老师,遇到老师要主动打招呼问好。学习中有疑难问题要主动请教老师,在请教的过程中,不仅解决了学习难题,又多了与老师交流的机会。这样的沟通多了,才能引起老师的注意,增加老师对自己的了解。

沟通能力是一个人生存能力的体现。作为父母,要重视起对孩子沟通能力的培养,良好的沟通会让孩子感受到周围处处都是援助之手,而不是阻碍之墙。孩子沟通能力的强弱对孩子将来的发展有很关键的作用,孩子学会了沟通才能正确处理各种复杂的人际关系,从而表达和展现自己的能力,不仅在学校中能得到别人的认可,将来在就业以后也能得到赏识,由此可见,掌握良好的沟通技巧对孩子有多么的重要，那么父母又应该如何教育孩子学会正确的沟通呢？

1. 鼓励孩子多沟通

孩子在成长的过程当中接触的人主要是同学和老师，所以家长要鼓励孩子与同学和老师多交流多沟通，通过这样的方式可以发现自己的不足和长处，逐渐的进行完善和纠正，不仅有助于提高孩子的交际能力，还能塑造孩子开朗阳光的性格。

2. 学会尊重

学会沟通的前提就是要学会尊重，不轻易评判别人的好与坏，改变自己说话和做事的方式，切忌用粗暴的语言和态度，设身处地地站在别人的角度去思考问题，只有尊重别人才能获得应有的尊重。

3. 提高语言表达能力

语言表达能力的好坏对沟通也非常的重要，父母可以让孩子每天多讲讲日常身边发生的事情，让孩子认真总结和思考人际发展的过程和变化，通过日久天长的表达和总结，可以提高孩子的表达能力，促使孩子和别人交流的积极性。

4. 创造沟通的环境

在我们的日常生活中，沟通无处不在，父母可以有意识的给孩子创造沟通的条件，例如在公共场所，让孩子主动与人进行交流，外出旅游让孩子帮忙问路，去超市购物询问产品功能、价格等，相信，通过点点滴滴的积累，孩子的沟通能力会有明显提高。

5. 具有明事理的能力

父母要教孩子从小学会中华民族的传统美德，在大是大非面前能够明事理，学会关心和关爱别人，学会和人友好相处，懂得正确的交往方式才能使沟通能力不断增强。

◇ 倾听，是建立沟通桥梁的第一步

美国有一位非常有名的大牌电视节目主持人，她主持一个与孩子对话的节目。有一次，她测试孩子说："假如你驾驶飞机载着乘客在空中飞行，突然发现飞机有问题，出现故障没油了，你怎么办？"这小孩直截了当地说："我就赶快跳伞，让他们在飞机上等着我，我要第一个跳伞！"

坐在台下的许多观众就哈哈大笑起来，有的观众还笑得东倒西歪的，觉得孩子真鬼头，一发生故障他先想到自己跳伞自己逃生。

这位主持人接着问道："然后呢？"

这个小孩说："我去取汽油，我还得回来救他们。"

听到这句话，这些大笑的观众们止住了笑声。他们没想到在孩子单纯的、幼稚的举动当中，包含着一颗博爱的心。

这位主持人有一个十分可贵的地方，就是她会继续倾听孩子的讲话，了解孩子的真实想法。

朱蒂斯是英国一家著名心理诊疗室的老板，虽然已经年过半百，但是所有见过她的人都称赞她是个非常优雅并令人着迷的女人。朱蒂斯生于英国南部一个安静的小山村，她最喜欢的事情就是和伙伴们一起去田野里嬉戏。那时候的她就像一个男孩子一样调皮，这令妈妈很头疼，尤其是她的话特别多，总是安静不下来。

有一次，她又和伙伴们因为一件小事吵架了。她们争得面红耳赤，谁都不愿意安静下来听对方解释或者说明理由，这样持续了十多分钟后，争吵依旧没有结束。

朱蒂斯气愤地跑回家向妈妈哭诉。妈妈没有说话，只是淡淡地笑了笑，然后带她去了当地一家鹦鹉园。在那个鹦鹉园里，成百只鹦鹉正在争先恐后地"吵闹"着。妈妈笑着问朱蒂斯："这些鹦鹉的声音听起来美妙动人吗？"朱蒂斯猛烈地摇摇头，然后说道："不，妈妈，这声音太让人难以忍受了，无论如何也与美妙动人联系不上啊！"

这时候，妈妈才语重心长地告诉她："是啊，所有的鹦鹉都在讲，它们没有一只愿意倾听，因此只会让人觉得乱成一团，对吗？想想，当你与他人谈话时，不也是如此吗？"

朱蒂斯羞愧地低下了头，对妈妈说："我知道了，如果有两个或者两个以上的人讲话只会使局面变得更加混乱。"

这时候，一位顾客拎进来一只小鸽子，那只白色的小精灵安静地站在鸟笼里，眼睛直视着前方。朱蒂斯当即被它优雅的气质所吸引，她感叹地说："原来，修养来自静静地聆听。"

从那以后，朱蒂斯像彻底变了一个人似的。刚开始，朋友们还能看到她为了控制自己，想说话时脸上露出的痛苦表情，但很快她就开始把注意力转移到别人所说的话上了。

大学毕业后，学习心理专业的朱蒂斯进入心理咨询这个行业。她发现，在这个行业，聆听不仅代表着个人的修养，更代表着对当事人的尊重和理解。

◇ 关心他人，你会得到双倍的快乐

很多年前，在一个旅馆的大厅里，走进了一对老夫妇，外面雷雨交加，天色也不早了，两个人便走到旅馆大厅的前台，想订一间客房。

前台有一个年轻人在值班。"很抱歉，"他回答道，"我们饭店已经被参加会议的团体包下了。往常碰到这种情况，我们都会把客人介绍到另一家饭店，可是这次很不凑巧，据我所知，另一家饭店也客满了。"

他停了一会儿，接着说："在这样的晚上，我实在不敢想象你们离开这里，却又投宿无门的处境。如果你们不嫌弃，可以在我的房里住一晚，虽然不是什么豪华套房，却十分干净。我今晚就待在这里完成手上的工作，反正晚班时候督察员是不会来了。"

这对老夫妇因为造成柜台服务员的不便，显得十分不好意思，但是他们谦和有礼地接受了服务员的好意。

第二天早上，当老先生下楼来付住宿费时，这位服务员依然在当班，但他婉言拒绝道："我的房间是免费借给你们住的，我全天待在这里，已经赚取了很多额外的钟点费，那个房间的费用本来就包含在内了。"

老先生说："你这样的员工，是每个旅馆老板梦寐以求的，也许有一天我会为你盖一座旅馆。"

年轻的柜台服务员听完笑了笑，并没在意，他明白老先生的好心，但他只当它是个笑话而已。

又过了好几年，那个柜台服务员依然在同样的地方上班。有一天，他收到老先生的来信，信中清晰地叙述了他对那个暴风雨夜的记忆。老先生邀请柜台服务员到纽约去拜访他，并附上一张来回机票。

几天之后，他来到了曼哈顿，站在坐落于第五大道和三十四街间的豪华建筑前，他见到了老先生。老先生指着眼前的大楼解释道："这就是我专门为你盖的饭店，我曾经提过，记得吗？"

"您在开玩笑吧！"年轻人不敢相信地说，"都把我搞糊涂了！为什么是我？您到底是什么身份呢？"年轻的服务员显得很慌乱，讷讷地问。

老先生很温和地微笑着说："我的名字叫威廉·渥道夫·爱斯特。这其中并没有什么别的意思，只因为我认为你是经营这家饭店的最佳人选。"

这家饭店就是著名的渥道夫·爱斯特莉亚饭店的前身，而这个年轻人就是乔治·伯特，他是这家饭店的第一任经理。

正如一句谚语所说的："送人玫瑰，手有余香。"付出的爱心不仅能温暖别人，也会温暖自己。你的每一次善举、每一个爱心，最终都会成为你幸福的回忆，带给你生活的希望与动力。

一个周末的晚上，一个寡妇正和她五个年幼的儿女围坐在火堆旁。虽然和孩子们说笑着，但她心里却愁云密布。在这个广大却寒冷的世界里，她没有一个朋友，没有任何人可以依靠。这一年来，她一个人用那双瘦弱的手支撑着整个家。

如今正属寒冬，森林早已披上了洁白的银装，北风吹得松枝"哗哗"作响，连她的小屋也颤动起来。屋内的火堆上正烤着一条青鱼，这是他们全家唯一的一点食物。当她看到孩子们欢笑的脸庞时，心里便充满了无限的凄楚和焦虑。是的，她相信上帝一直保佑着她，并了解她的疾苦和贫困，她也知道上帝曾经答应帮助那些孤儿寡母，上帝绝不会食言，可她现在仍然感到万分的凄苦和无助。

几年前，上帝带走了她最大的儿子。他离开家庭，到遥远的地方去寻找宝藏，从此便杳无音讯，再没有回来过。不久，上帝又派死神带走她的丈夫，但她从来都没有沮丧过。她艰辛地劳动，不仅供养着自己的孩子，还不时地帮助其他的穷人。

有一天傍晚，她刚把这最后的食物放在桌上，就听到一阵敲门声和狗叫声。全家的注意力都被吸引了过来，孩子们争先恐后地跑去开门。门口站着一位十分疲倦的旅人，他衣衫褴褛，但十分健康。

旅人走进屋，请求留宿一夜，并想要一些吃的。他说："我一整天滴水未进了。"寡妇听了十分难过，现在她心里关心的不只是自己的事了。她毫不犹豫地把最后一点食物分了一份给旅人，并微笑着告诉孩子们："我们绝不会因为这小小的善举而被遗弃，也绝不会因此陷入更深的困苦之中。"

旅人来到盘子旁，当他发现盘中的食物少得可怜时，抬头惊奇地望着这一家人："天啊，你们只有这一点食物吗？"他惊讶地叫道："而且还把它分给一个陌生人？你们真是太善良了。可是……"他继续问："你们慷慨地分给我最后一点食物，这些可怜的孩子不就要挨饿吗？"

"是啊！"寡妇忽然泪流满面，"可我还有一个儿子，如果他还没有被上帝带走的话，现在不知在世界的哪个角落。我如此待你，也祈祷别人能如此待他。上帝的仁爱遍施大地，像他保佑所有人那样，他同样会保佑我们的。就是此刻，我的儿子可能也在四处流浪，和你一样疲惫饥饿，我只希望他能被一户人家所收留，即使这户人家和我们一样贫困。因此，我又怎能背叛上帝，不真诚地收留你呢？"

寡妇刚说完话，旅人便激动地跑过去抱住了她："上帝果真使你儿子被一个善良的家庭所收留，并且赐予了他财富，使他能感谢真诚收留他的人！我的妈妈，哦，亲爱的妈妈！"

　　原来，旅人正是寡妇多年未见的大儿子，他刚从印度归来，为了给家人一个惊奇，他掩藏了自己的身份。当然，这是一份最令人感动、也最令人快乐的惊喜。

◇ 学会换位思考，主动认识自我

现如今的孩子，大多数凡事都以自我为中心，他们根本意识不到自己的行为会给他人带来什么样的影响和后果。引导孩子站在别人的角度和立场去思考问题，学会换位思考，对于孩子的性格养成和人际交往来说，是一件至关重要的事情。

换位思考，就是设身处地地为他人着想，即想人所想，理解至上的一种处理人际关系的思考方式。只有孩子学会换位思考，才能设身处地理解别人，与他人良性互动。

教孩子学会换位思考，也同时等于教孩子学会了宽容与理解。一个懂得包容的孩子，他的人生也必将是幸福与快乐的！

1. 教会孩子从不同角度看待问题

"横看成岭侧成峰，远近高低各不同，不识庐山真面目，只缘身在此山中。"从古人的诗中可以学到：看庐山的角度不一样，看到的景色也是不一样的。

在人际关系中也是如此，父母要经常引导孩子从不同角度去看问题，而不是以非黑即白的模式。如果不是黑就是白的，不是好的就是坏的，容易导致孩子出现极端思维。

一件事总会有利有弊，让孩子知道，凡事都有其两面性，引导孩子换个角度看问题，就可以从不好的事情中看到好的一面，使孩子保持乐观的心态。

2. 让孩子在生活中学会换位思考

家长们是否懂得换位思考，是否具备同理心，会对孩子产生深深的影响。所以，家长要成为孩子行为的示范者，给孩子营造换位思考的家庭环境。

著名教育家、作家叶圣陶非常重视对儿女的教育。他经常教育儿女说："我们是生活在人们中间的，要时时处处为他人着想。"

有一次，叶圣陶叫儿子递一支笔给他。儿子把笔头对着父亲递过去。叶圣陶马上对儿子说："递一样东西给人家，要想着人家接到手方便不方便。你把笔头递过去，人家还要把它倒转过来，倘若没有笔帽还要弄人家一手墨水。刀、剪子一类物品更是这样，绝不可以把刀口、刀尖对着人家。"

叶圣陶还教导儿女，开门、关门时要想到屋里还有别人，不能用力"砰"的一声把门推开或关上，而要轻轻地关门、开门，这样才不会影响他人的休息。

就这样，通过日常生活中的点滴小事，叶圣陶让儿女们懂得了怎样去换位思考，怎样去照顾他人的感受。

3. 利用"我讯息"让孩子学会语言沟通的技巧

在沟通时，少用"你"开头，多用"我"开头。因为不管我们是怎样的心情，大段说"你怎样怎样"，听起来都像是指责。

"我讯息"的句子以"我"开头，将焦点放在事件本身，力求陈述事实、自我情绪、理解及建设性的期许，最后邀请对方加入讨论，同样也用"我讯息"方式来表述自我。

"我讯息"如何表达？依照三个步骤：描述行为、表达感受、表达期望。

描述行为：说话的内容尽量描述具体的行为，把焦点集中在某一个特定的状况或行为，然后加以描述，并且少使用"一直""永远""都是"等字眼。

表达感受：在描述完特定的状况或行为后，表达自己的感受。

表达期望：在说完自己的感受之后，还可以把你的期待说出来。

"我讯息"听起来似乎很简单，要在生活中落实却十分不易。因为情绪汹涌而来时，哪来时间跟精神去细细分析自己，再跟对方娓娓道来？！

如果孩子和人发生矛盾，正处于情绪爆发期，此时不宜引导孩子换位思考。当孩子情绪平静下来以后，再引导他进行换位思考。

请告诉孩子：愤怒、悲伤、无奈或恐惧对现存的问题没有帮助，如果只诉诸情绪暴力，不但不能解决问题，也让关系加速恶化，只有学习诚实检视自我，多多练习使用有效的沟通方式，才能让双方的关系更进一步。

4. 换位思考四部曲

（1）如果我是他，我需要的是……

（2）如果我是他，我不希望……

（3）如果我是对方，我的做法是……

（4）我是以对方期望的方式对待他的吗？

5. 角色扮演

换位思考是需要技巧的，如果仅仅通过讲道理或者理性思考的话，有些孩子是很难做到的。通过一些小技巧，或者象征性的行为，让孩子去表达，这样，孩子的感触更深。孩子有了亲身体验，才能深刻地理解什么叫换位思考。

比如，父母可以通过角色扮演游戏，在亲子互动中帮助孩子学会换位思考。比如，在"一日家长、一日孩子"的游戏中，让孩子扮演爸爸或妈妈，负责家庭的日常事务，承担相应的家务。这样，孩子就容易理解美好生活的来之不易，还能形成相互理解、相互体谅的良好氛围。

◇ 不顾及别人的感受，没人和你玩

因为渴望胜利，有胜就有负，所以有些孩子总会不自觉地把他人置于自己的对立面，潜意识里把别人当作竞争对手甚至敌人，从而导致性格慢慢具有了侵略性，其外在就是不自觉表现出一股咄咄逼人的气势，甚至养成一种输人不输嘴、得理不饶人的坏习惯，自己没感觉，其实已经十分让人讨厌。

他们时刻保持一种警惕，随时准备战斗，只要别人的言行跟自己不一致，就想当然地认为是在挑衅自己，就算是和颜悦色地安慰自己，也能觉察到一种威胁。长期处于这种精神状态，时刻保持一种随时应战的姿态，且战斗力满满，一旦有个发泄口，自然滔滔不绝、咄咄逼人，而且不分对象和场合，具有极强的杀伤力。这类孩子的言行总是让其他人望而却步。

有些孩子说话刻薄是为了自保，而有些孩子不仅是保护自己，更是为了攻击而攻击，让人防不胜防。

星期日的上午，可可和小区里的小伙伴们一起玩耍，因为争抢一个玩具发生了一点儿不愉快，中午吃饭时，爸妈和可可谈起了这个问题。妈妈对可可说道："小可，来，我们一起聊聊天吧。"

可可从小聪明伶俐，知道妈妈要和她聊上午和小朋友争闹的事儿，说道："批评就批评，别拿聊天做幌子！你肯定要批评我呗！"

妈妈知道这孩子的脾气，就用十分轻柔的声音对她说："那你说说，我为什么要批评你，你是不是做错了什么？"

"我没错！你没理由批评我，我也不听你的那些套话。"

爸爸听到孩子这样跟家长说话，有点儿生气，忍不住插嘴："妈妈只是想和你聊聊天而已，你怎么能这么说呢？就算妈妈要批评你，就凭你跟小朋友吵闹，就应该被批评！"

"不行不行就不行，哼！你们大人总是仗着自己是父母就强迫我们小孩，我没错，你们不能批评我。"

妈妈看小家伙儿急了，就上前安慰她："可可，你这样说话可不对，妈妈什么时候压制过你了？"

"还没压制我啊，整天说为我好，为我好，实际上就是处处控制我，什么都不能做，就算是做了，也会东挑西挑一堆毛病，总之就是认为我们小孩不行，处处都要听你们的，我求你以后不要用这种方式对我啦！"

爸爸妈妈听到孩子这么说，非常震惊。妈妈也有些生气："小可，你怎么这么说话？你这么说也太呛人了，妈妈不过想跟你聊聊天，一起分析一下上午的事，结果倒好，被你说了一顿。"

"难道只允许你们说我，我就不能说一下我的意见？看看，你们大人真虚伪。"

这类孩子的自主性和咄咄逼人可见一斑，首先，当孩子意识到爸妈的意图时，她就立刻开启了自卫模式，并以攻为守，开始对爸妈的方式方法展开反击。不等爸妈发表意见，就先声夺人，批评妈妈"仗着大人的身份压制小孩、对孩子控制欲太强"，甚至还总是挑自己的毛病，不和自己平等交流等，让爸妈感到措手不及。甚至，最后还平静地说这是在提意见，狠狠地将了爸妈一军。

其实这类孩子在别人看来具有较强的抵抗情绪和攻击性，但他们自己并没有意识到这一点，而是把这种谈话看成正常交流，而且还想当然地认为别人对自己的建议和批评，就是对自己的不满，是在有意攻击自己。所以他们就展现出自己随时备战的姿态，说出的话难免呛人，一般人难以忍受。而且，他们还不会拐弯抹角表达情感，有一说一，总是给人一种简单粗暴的感觉，给自己的形象减分，但外在的表现就是他们在冲突中不吃亏，总能占到上风，其实则已经落败。他们天生就无法虚心接受他人的观点，而且好胜心又强，导致他们从来不肯让步，不明白"退一步海阔天空，让三分心平气和"的道理，总是不斗个你死我活不罢休。

如此强势的孩子，很少有人愿意和他们交朋友，因为别人不想被他们那张咄咄逼人的嘴巴伤害。如此一来，他们更加被孤立，又反过来刺激他们进一步孤傲，进入了死循环。对待这样的孩子，我们的家长和老师应该怎样帮助他们呢？

1. 摆事实讲道理，让他们明白咄咄逼人带来的严重后果

这类孩子总是以自我为中心，很少顾及他人的感受，可谓敏感度不强，他们不懂得咄咄逼人的态度会给他人带来怎样的伤害，更无暇顾及和体恤别人的情绪，只是一股脑儿发泄，虽然图了一时爽快，但结果却非常糟糕，让别人逐渐远离他们，而他自己还常常埋怨朋友越来越少，却无法从自身找原因，以为大家都跟他作对。父母尚且可以包容他们，但别人可不会这样惯着他。所以做父母的一定要及早让孩子明白："嘴巴是把杀人的刀，伤起人来让人难以承受，你说了一句狠毒的话，当时是爽快了，但别人听后心灰意冷，不想再跟你打交道，如此下去，没有人愿意和你交往、做朋友。"所以，要逐渐收起自己性格里"侵略性"的一面，多换位思考，别人说重了你不爱听，可你自己的言行又如何呢？这世界上没人愿意受到伤害，所以，注意引导孩子用柔和的态度、轻风细雨的方式跟人交流，赢得更多的朋友。

2. 不要有敌对心理，多替别人考虑

在这类孩子的潜意识里，每个人所说所做都与他的计划和想法有冲突，都是他们潜在的敌人，必须像对待敌人一样进行压制，赢得胜利。思维一直被这样的想法包围，充斥在生活的方方面面，难免口头和行动上就不会谦让对方。所以要让他们管住自己的嘴，做到心平气和跟人交流，不要咄咄逼人。首先要让他们看到这是个美好的世界，不要时刻警惕别人会把你怎样，放下和人敌对的心情，尝试着把他人当作自己的朋友，即便是给自己提意见或批评自己的人，也都是为了让自己不走弯路，避免犯下更大的错误。树立"人之初，性本善"的做人原则，自己的生活也会明媚起来。

3. 摒弃恶习，培养耐心，不要总想反驳

无论别人对他们说什么、是否正确，他们总是忍不住要找出对方的漏洞进行反驳，甚至从中获得一种精神上的快感。其实，他们有时就是为了反驳而反驳，就是要"精神胜利"，从不考虑别人讲话的意图，也没有认真倾听别人说话的内容，就是以此来刺激自己的神经，炫耀自己的"能力"，以便证明自己永远是正确的，其实早已成为别人的笑柄。要改变这种坏习惯，我们要让孩子多点耐心，学会静下心来倾听，不要误解别人的意思。即使对方在批评你，也没什么丢人的，"人非圣贤，孰能无过"，更不要急着去反驳。

总之，不要为了逞口舌之快而忽略了他人的感受，从而失去了亲人和朋友的耐心。心态多一些平和，性格多一些温柔，坚强的心多一些柔软，肯定能够做一个人见人爱的好孩子。

◇ 有礼貌的孩子人见人爱

当我们接触一个人之后，常常会给他一些评语，"这个人素质高，有风度""这个人有教养，谈吐文雅""这个人太差劲，连句客气话都不会说""这个人俗不可耐，满嘴脏话""这个人太邋遢，衣服皱皱巴巴，连脸也没洗干净"……一个素质高、有教养的人，必须有良好的文明礼仪。这样的人，被人尊重，受人欢迎，从心理学上讲，被众人接纳的程度高，有利于建立和谐的人际关系，有利于打开局面，发展事业。如果缺乏教养，不懂文明礼仪，人们采取不欢迎态度，怎么发展事业，立足社会？

文明礼仪要从小培养，形成良好习惯。还是那句老话："少成若天性，习惯如自然。"有些家长认识片面，对培养孩子的文明礼仪习惯不够重视。一些家长认为，现代社会讲个人自由，懂不懂文明礼仪没关系，只要学习好、有真本事就行了。这些家长只要留心一下周围人群，注意一下大众传媒，事业有成的人，有几个不懂文明礼仪？现代社会的确尊重个人的选择，自由度大了，然而对人的文明礼仪要求更高，因为文明礼仪是社会文明程度的重要标志。现代社会大雅之堂越来越多，家长不会愿意孩子成为难登"大雅之堂"的人。一些家长认为，小孩子天真无邪，想怎样就怎样，长大了就懂得文明礼仪了，这也是误解。一方面，孩子从小不培养好习惯，就必然形成坏习惯，坏习惯形成了，再改就很难。想一想，现在有些孩子说话没大没小，家里来客人不懂礼貌，饭桌上挑挑拣拣旁若无人……这些行为如果不教育、不矫正，会在某一天早上突然变个样吗？另一方面，在孩子小时候培养文明礼仪习惯，与孩子天真无邪表现并不矛盾，越是懂礼仪的孩子，越能获得自由发展的广阔天地，因为他是受人们欢迎的人。

这里，我们教育孩子要懂得文明礼仪。

1. 个人礼仪

个人礼仪包括仪容仪表、仪态举止、谈吐、着装几个方面。从仪容仪表说，要求整洁干净，脸、脖颈、手都应该洗得干干净净；头发按时理、经常洗，指甲经常剪；注意口腔卫生，早晚刷牙，饭后漱口，不能当着客人面嚼口香糖；经常洗澡、换衣服，消除身体异味。

从仪态举止说，主要从站、坐、行以及神态、动作提出要求，古人对人体姿态曾有形象的概括："站如松，行如风，坐如钟，卧如弓。"优美的站立姿态给人以挺拔、精神的感觉，身体直立、挺胸收腹、脚尖稍向外呈 V 字形，忌讳无精打采、控脖、耸肩、塌腰；正式场合不能叉腰或双手交叉；坐姿要求端正挺直而不死板僵硬，不能半躺半坐，两腿间距与肩同宽，不能叉开，双手自然放在膝或扶手上，大方得体；走路要求挺胸抬头，肩臂自然摆动，步速适中，忌讳八字脚、摇摇晃晃，或者扭捏碎步；表情神态要求表现出对人的尊重、理解和善意，面带自然微笑，忌讳随便剔牙、掏耳、挖鼻、搔痒、抠脚等不良动作习惯。

从谈吐方面说，要求态度诚恳、亲切，使用文明用语，简洁得体，不能沉默无言，也不能自己喋喋不休，要认真倾听对方讲话，交谈时忌讳东张西望、翻看其他东西。交谈人多，不可只跟一人谈话而冷落其他的人。

2. 公共场所礼仪

公共场所礼仪包括走路、问路、乘车、购物、看电影等方面。走路除了注意体态、姿势之外，要遵守交通规则，遇到熟人要打招呼，互致问候，不能视而不见；如见到熟人需要交谈，应靠边儿或到角落谈话，不能站在道路当中或人多拥挤的地方；向别人打听道路，先用礼貌语言打招呼，如"对不起，打扰您一下""请问"等，问路应选适当称呼，如"老爷爷""阿姨""叔叔"等，然后再问路；听完回答之后，一定要说"谢谢您"；如果被陌生人问路，则应认真、仔细回答，自己不清楚，应说"很抱歉，请再问问别人"；到商店购物，不可以"上帝"自居，要用礼貌语言，忌讳用"喂""咳"等字眼，购物之后也应说"谢谢"；在电影院里，不能大声喧哗，不能乱扔纸屑、果皮；尽量提前一点儿到场、入座，如果迟到，入座时走姿要低，速度要快；看真人演出，要尊重演员，适时礼貌鼓掌；演员谢幕时，不要提前退场。

3. 待客与做客礼仪

家中来客人，要事先有所准备，把房间收拾整洁。让孩子学会以主人身份招待客人。迎接客人进屋，帮助客人放衣物，请客人在合适的位置落座。问客人喝什么饮料，并主动送上。要双手呈、接物品。要主动、大方地与客人交谈。客人要走时应礼貌挽留，说"您再坐一会儿""再喝杯茶吧"等。要送客人一段距离，说"再见""欢迎您再来"。

去亲友家做客要仪表整洁，尽可能带些小礼品，以表示对主人的重要。在亲友家，不能大声大气，要谈吐文明。不经主人允许，不可随意动用主人家里的东西，即便是至亲好友也应先打招呼，征得主人同意。如果在主人家用餐，要注意用餐时的礼仪：不能抢先入座，不能先动食品；要请长辈先坐下，长辈动筷后再动筷子，双肘不能放在桌子上；饭后，坐好略陪大家一会儿，或者说："我用好了，请慢慢用。"然后再离座去别的房间休息。告别时，要说感谢的话，如"今天真高兴""欢迎到我家去"。

以上我们介绍了生活中一些基本礼仪，难免挂一漏万。家长要提高自己的礼仪意识，如果自身不重视礼仪，就无法教育培养孩子。礼仪就表现在生活之中，只要家长重视，以身作则，随时说明要求，按要求去坚持训练，发现孩子有不讲文明礼仪的行为，及时指出并及时改正，这样就能逐步培养起孩子的文明礼仪习惯。

◇ 懂得赞美，让自己更受欢迎

"找啊找啊找朋友，找到一个好朋友，敬个礼握握手，我们都是好朋友……"

相信很多人都还记得小时候《找朋友》这首歌吧。朋友，不仅仅是童年快乐生活不可缺少的元素，更能对一个人性格、气质、人际交往能力等产生重要影响。

交朋友似乎是这个世界上最自然不过的事情，但现在的孩子多是独生子女，从生下来到进入幼儿园之前，往往面对一个缺少伙伴的环境。所以，现在很多孩子不善于交际，更不懂得赞美自己身边的朋友。我一直以为赞美他人是一种美德。然而，我们有许多人动辄就向他人吹去批评的冷风，却吝惜向同伴说几句阳光般温暖的赞美之语。

学会赞美和欣赏别人是培养孩子高情商的重要环节，赞美和欣赏都是一种积极的情绪。学会赞美和欣赏别人就是学会找出别人的优点，也会无形中看到自己与别人的差距，从而转化成激励自己前进的动力。同时由于你的赞美和欣赏，别人得到了鼓励，会引起对你的好感，别人就会更愿意和你相处，增加了自己的凝聚力。

人类本性上最深的企图之一是期望被赞美、欣赏、尊重，可见被赞美和欣赏是人内心中的一种基本愿望。赞许具有巨大而神奇的力量，不可低估。美国著名的心理学家杰丝·雷耳指出："称赞对温暖人类的灵魂而言，就像阳光一样。没有它，我们就无法成长开花。但是，我们大多数的人，只是善于躲避别人的冷言冷语，而我们自己却吝于把赞许的温暖阳光给予别人。

父母如果想让孩子长大后能很好与人沟通，得体地表达自己的心声，那就从小培养孩子赞美别人的能力和技巧吧。

1. 赞美不是虚伪的胡乱夸赞

一定要用认真诚恳的语言和表情来赞美他人。不真诚的赞美往往会起反作用，不但不会使别人舒畅，反倒会伤害别人。

比如说，如果别的同学把事情搞砸了，你却夸赞道："你做得真好，我想做还做不到那个样子呢。"这个时候，赞美就变成一种讽刺了。

只有真诚赞美别人的人，才能真正得到别人的好感。赞美没有必要用刻意的修饰，不要用虚伪的语气，只要是源于生活，发自内心，真情流露，就会有赞美的效果。

2. 赞美事情本身

赞美绝不是阿谀奉承，告诉孩子一定要赞美事情的本身，这样的赞美才能触动别人的心弦。赞美与恭维有着本质的区别，赞美出自内心，吐露着真诚，为天下人所欣赏；恭维是廉价的赞美，渗透着虚伪，为天下人所不齿。

比如，当父母带孩子到朋友家做客，朋友准备了美味的饭菜，这时候，父母可以让孩子这么说："阿姨您做的饭真好吃。"而不要只说："阿姨，您真好。"

3. 学会用恰当的语言赞美他人

告诉孩子，可以用具体明确的语言、表情称赞对方的行为。如赞扬同学的美术作品画得非常好，就该说："你的画画得真好，我要是也能画这么美的画就好了。"这样的话语既平等又真实，让别人觉得很舒服。即使被赞美者知道自己的画没那么好，也会对称赞者平添一份友好的感情。

4. 肢体语言的力量

肢体语言一般是人下意识的动作，比起实际的语言来说，更直接、更真实。

父母要教孩子以眼神、动作、表情来赞美和鼓励别人：比如，可以用微笑、惊叹，或是瞪大眼睛表示对别人能力和作品的倾慕和喜爱，这种方式更让对方体会到你的真诚。

另外，如果想让孩子有赞美别人的习惯，父母首先要学会赞美孩子。 在生活中，父母要经常真诚地赞美孩子的优点，或赞美周围的人，潜移默化中孩子也就学会了真诚地赞美他人。

赞美是成功者成功的秘诀。钢铁大王安德鲁·卡耐基甚至在他的墓碑上都没有忘记要赞美他的雇员。他在自撰的碑文中写道："这里躺着的是一个知道怎样跟他那些比他聪明的属下相处的人。"

为什么成功者要将赞美奉作成功的信条？因为他们坚信，再也没有人比上司的批评更能扼杀一个人的雄心，也没有比赞美更能使属下辛勤工作的了。真诚的赞美会直达听者的心灵，让听者不胜感激，焕发出精神力量。很多人都有这样的体会，在疲惫不堪、精疲力竭的时候，如果突然收到上司的一声赞美，他的疲惫之感也就随之无影无踪了。

人人需要赞美。赞美对温暖我们的灵魂而言，就像阳光一样，没有它我们就无法生长。莎士比亚说："我们得到的赞美就是我们的薪水！"也许正因如此，他才把一部部伟大的惊世之作捧给了我们。我相信，没有谁会拒绝这份薪水，我更多看到的是人们因享用这份薪水，而改变了自己的命运。

◇ 懂得分享，你的朋友会越来越多

一棵树上，有只嘴里叼着一大块肉的乌鸦，它身边有许多闻肉味而来的乌鸦。乌鸦们一动不动地盯着叼着一大块肉的乌鸦，还有许多乌鸦正向这边飞来。

那只嘴里叼着肉的乌鸦早已累了。它知道，自己不可能一下子就把这么大一块肉吞下去，更不可能把肉弄碎，好好地享受美味。

也许因为嘴里叼着东西呼吸困难，也许因为先前被大家追赶，它已经筋疲力尽。只见它摇晃了一下，叼着的肉突然掉落了。所有的乌鸦都猛扑上去，在这场混战中，一只非常机灵的乌鸦抢到了那块肉，它立即展翅飞走。其余的乌鸦紧随其后——第一只被追赶得筋疲力尽的乌鸦也在跟着飞，但已明显地落在大家后面了。

不久，第二只乌鸦也像第一只一样，丢落了那块肉。于是又是一场混战，所有的乌鸦又去追赶那个所谓的幸运儿……

也许我们认为这些乌鸦太可笑了，但却能从中得到启示：不懂得分享的乌鸦，最终会丢落了美味。

分享是什么？分享就意味着把属于自己的东西慷慨地分给别人，让别人一起享用。分享是与独占和争抢行为相对立的，不仅包括对物质和金钱等有形东西的分享，还应包括对思想、情绪情感等精神产品的分享，甚至还有对义务和责任的分担。

一次，家里买了花蛤煮汤。儿子特别喜欢吃花蛤，汤一上桌，他就把里面的花蛤全捞走了，爸爸批评他，可他振振有词地说："人家喜欢吃嘛，爷爷奶奶也不喜欢吃，他们都要让我吃。"其实，爷爷奶奶不是不喜欢吃，只是孙子喜欢什么，他们就全让给他吃。此时，爸爸故意把儿子碗里的花蛤夹到自己碗里，并说："爸爸也喜欢吃花蛤，你的这些花蛤让给爸爸吃些。我知道你是个乖孩子，肯定会答应的，是不是？"听爸爸这样说，儿子有点不高兴，可过了一会儿，他却说："爸爸，你不是说有好吃的东西要和别人一起分享吗？你怎么把花蛤全拿走了！"爸爸心中暗自高兴，儿子"中计"了，便趁机表扬他："儿子说得真好，真是个懂事的孩子，现在你就把这些花蛤分给大家吧。"

通过这样一番开导教育，儿子终于懂得了与人分享的意义。

分享对于一个人与社会的融合起着决定性作用，它影响着人能否被社会接纳、能否适应社会、能否在社会中生存。当人们主动与别人分享本属于自己独有的一份东西时，当人们提出对双方同样有利的建议、并付诸行动时，常常能赢得别人的好感，从而为进一步与人交往打下基础。而那些只习惯于独自享受，只为自己谋利的人是很难与人相处的。生活需要快乐，快乐就要分享。分享要成为一种做人的习惯，那样，生活会更加美好！

现在，许多父母习惯于溺爱孩子，把孩子放在家庭的主导地位，在这种情况下，孩子心中没有他人。他们不会关心父母，不会关心他人，更不会关心社会，这样的孩子是不会懂得分享的。

那么我们该如何让孩子学会分享呢？分享其实是一种意识、一种能力、一种品质，学会分享是孩子成长过程中的一项本领，需要父母与老师的引导和教育。

在幼儿园里，经常能看到这样的情景：两个孩子为了同一件玩具发生争吵甚至打斗；许多小朋友为争最好的玩具，造成不必要的伤害；或有的孩子拿着玩具不玩，也不愿把它让给别人玩。之所以如此，是因为现在的孩子绝大多数是独生子女，是家庭众人关怀、照顾的唯一对象，从而养成了他们以自我为中心，乐意接受别人的东西，却不愿将自己的东西与人分享的坏习惯。

如果你们的孩子正上幼儿园，可以在孩子的书包里放一些书、玩具、零食或糖果，告诉孩子到幼儿园后，主动分享给其他小朋友。如果孩子不太乐意，你就要告诉他们，大家一起玩才是最快乐的，同时，你现在让别人玩了，以后别人也会让你玩。这样，他们就能慢慢地意识到和大家一起分享的快乐。

萧伯纳说："你有一个苹果，我有一个苹果，倘若你有一个苹果，我也有一个苹果，而我们彼此交换这些苹果，那么你和我仍然是各有一个苹果。但是，倘若你有一种思想，我也有一种思想，而我们彼此交换这些思想，那么，我们每人将有两种思想。"

在家里，父母可以让孩子为家人分苹果、分橘子等，教给他们先分给爷爷奶奶等长辈，再分给爸爸妈妈，然后才分给自己。在这种分东西的过程中，孩子不仅学会了与人分享，而且明白了应该尊敬长辈，关心父母，关爱同学的道理。也可以讲一些有关帮助别人、和小朋友友好相处的故事，给孩子提供学习的榜样，从而也会培养孩子分享的一种意识。自然而然地，当雨天时看到别的同学没有伞被淋湿，就会去跟他分享一把雨伞；在午餐时，有的同学没吃饱，就会跟他分享好吃的红苹果；在自己快乐的时候，会跟别的同学分享愉悦心情……

当然了，如果孩子做得好，父母要对孩子进行表扬，这样有助于他们将这种好习惯保持下去。

让孩子学会主动与人分享，并乐于分享，要经过一个漫长的过程，在这期间需要父母给以正面的引导，提供分享的机会，让孩子亲身体验与人分享的愉悦感受，父母还需适时激励，从而使孩子产生与人分享的强烈愿望。

与人分享不是自发的，必须教给孩子怎样去做。父母让孩子学会分享可以从以下几方面着手。

1. 对孩子进行潜移默化的教育

要有计划地选择一些教育活动对孩子进行潜移默化的教育，也可以通过自由活动时间的谈话与讨论，随机教育，使之懂得：只有愿意与人分享，才能赢得更多、更好的朋友。

2. 要适当地强化分享带来的快乐

很多孩子乐意玩人家的玩具，但是让他们拿出自己的玩具给别的小朋友玩，他们就不乐意了。如果是这种情况，做家长的在客人到来之前，让孩子挑选几样他们愿意让别人玩的玩具，告诉他们不要担心玩具被弄坏。这样，当他们无条件地与别人分享东西时，他们能感到自己对那东西仍有控制力，玩具还是属于他们的。

3. 父母要做好孩子的榜样

父母要规范自己的言行，为孩子起到示范作用和树立良好的榜样。所以，对于大部分父母来说，最重要的还是自己先要学会分享，坦然地与孩子分享。

4. 不要期望太多

虽然孩子能够学会分享，但它对孩子来说是个很难理解的观念。在要求孩子把玩具拿出来让别人玩时，一定要使他们有足够的时间玩自己的玩具。承认孩子的所有权会使他们感到分享是在他们控制之下的。

总之，与别人分享好吃好玩的东西，对别人说一些关心体贴的话，同情并帮助有困难的人，不计较别人的过错，是一种好习惯，是一种优良的品质，更是一种境界。只要孩子们养成了这种好习惯，就会成为受同学、朋友欢迎的人。

◇ 学会宽容，让孩子更好地成长

哈佛教授认为，你可能不被别人接纳，但你必须学会接纳别人。如果你想拥有一个好人缘，你就要学会承认别人。

人要懂得宽容忍让，因为宽容能增进彼此的友谊，更能促进自己的事业成功。所以青年人应该在人际交往中学会宽容待人。但有些人因脾气火爆，不懂得宽容、谦让，往往事与愿违，徒增苦恼。

事后想想，其实大可不必。只要你用平和的心态，多一些宽容、谦让和理解，许多事情是完全可能做得更好的。

著名的石油大王洛克菲勒先生晚年就是一个"胸怀大度"的人，不管做什么，他都会用平和的心态去宽容理解别人。他这样说道："不论你是平民百姓，还是达官贵人，都应懂得理解别人的过失，用一个平常人的心态去同别人交往。这将对你的一生很重要，它不仅可以使你每天都有一个好的心情，而且还会用对人怨恨的时间去干一些有意义的事。"

这的确是他的肺腑之言，尤其是出自向来以尖酸刻薄著称的洛克菲勒之口！年轻时的洛克菲勒因脾气火爆而得罪了许多人，以至于有很多人非常仇恨他，并发誓要杀了他。后来因为身体等多方面的原因使他幡然悔悟。从此他便成了一个非常懂得容忍谦让的人。

洛克菲勒有一个习惯，每月的最后三天，他都要徒步旅行。有一次，他完成了三天的徒步旅行准备乘火车返回总部，他来到加州地区的一个又脏又乱的小车站，在靠门的座位上等车，由于长途跋涉，他十分疲惫，身上挂满尘土，鞋子上沾满了污泥，显得老了许多。

列车进站，开始检票了。洛克菲勒不紧不慢地走着，还伸了个懒腰，准备往检票口走，忽然，候车室外走来一个胖太太，她提着一只很重的箱子，显得有点力不从心。显然也要赶这班车，可箱子太重，累得她呼呼直喘。她左顾右盼，好像是在找人帮她一把，胖太太一眼瞅见了沾满污泥的洛克菲勒，冲他大喊："喂，老头，你给我提一下箱子，我给你小费。"洛克菲勒想都没想，拎着箱子就和胖太太一起朝检票口走去。

他们刚刚检票上车，火车就开动了。胖太太擦了一把汗，庆幸地说："幸亏有你啊，不然我肯定会误车的。"说着掏出 1 美元递给洛克菲勒。

洛克菲勒微笑着接过钱，询问胖太太要到哪里，胖太太说刚从加州看望儿子回来准备回到一个小镇。洛克菲勒准备帮助胖太太把笨重的箱子塞到座位底下，以免阻碍过往乘客。他刚弯下腰，列车长走过来，说："洛克菲勒先生，您好，欢迎您乘坐本次列车，请问需要我为您做点什么吗？"

"噢，谢谢，不用了。我只是刚刚做了一个为期三天的徒步旅行，现在要返回纽约总部。"洛克菲勒微笑着谢绝了列车长的关照。

"什么？洛克菲勒？"胖太太惊叫起来，"上帝，我竟让著名的石油大王洛克菲勒先生来为我提箱子呢，居然还给了他 1 美元小费，我这是在干什么啊？"她忙向洛克菲勒道歉，并诚惶诚恐地请洛克菲勒把 1 美元小费退给她。

"太太，没有必要道歉，你根本没有做错什么。"洛克菲勒微笑着说，"这一美元，是我挣的，所以我收下了。"说着，洛克菲勒把 1 美元郑重地放在了口袋里。

　　真正的大人物，就是懂得如何去宽容和理解平常人，也从来都是用平和的心态同平常人站在一起的。洛克菲勒就是这样的人，他以宽容和理解，赢得了更大的尊重，这就是他的做人标准。

　　宽容和理解历来都是人们想得到而不想付出的，为什么要学会去理解和宽容别人呢？

　　其实宽容和理解是一个人有修养的表现，也是增进你与他人友谊的桥梁。你如果用平和的心态去宽容和理解别人，别人也会由于你的宽容而感激不尽的，从而也会宽容和理解你，这样很多事情都可以非常简单地解决。

　　比如，在你的生活中常常有一些说话没把握，办事没分寸的人，如果你把这些人看成是讨厌的人，最不愿接近的人，那么你就会减少一个朋友；如果你用宽容的态度去对待他，那么你也许会多一个朋友。所以父母一定要教育孩子做一个宽容的人。那么，如何才能成为一个懂得宽容的人呢？

　　1. 首先将自己的心态调整到最佳状态，用平和的心态去看待别人的过失。

　　2. 不计较得失，今天你失去了的，说不定明天回报你的是比失去的更重要的东西。

　　3. 凡事看得开阔一些，不要任何事都斤斤计较，让生活过得索然无味。

　　4. 多一些宽容，少一些怨恨，留下时间去做有意义的事。

　　5. 多向那些伟大的人物学习，让自己的心胸变得和他们一样宽广。

　　其实，你只要按照上述所讲的去做，就一定会对你有所帮助，它不仅教会你怎么做人，而且还教你如何与人交往，去做好每一件事，会让你拥有很多真心朋友，这对于青少年成才是非常有帮助的。

第三篇

如何培养孩子心理健康习惯

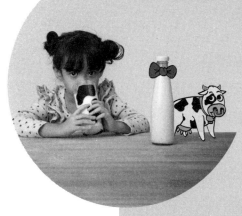

第 7 章

反脆弱，培养孩子的心理承受能力

◇ 孩子小小年纪的烦恼事

某高中的一名男生，从高二下学期期末开始，一度情绪消沉、寡言少语、不愿与同学接触，学习成绩直线下降，为此他痛苦不堪。

高二升级考试前，是学校的一个"忙秋"期，课堂知识密度加大，需要归纳记忆的知识增多，而这个同学未能及时适应，选择了延长学习时间、"开夜车"等的学习方法，但效果不佳，这就出现了最初的知觉偏离，认为自己记忆力出现问题。这种知觉一经形成，就产生了极大的心理冲击，而不良的心理又干扰了他的再知觉。在他看来，别的同学都学得很轻松，记忆力都那么强，唯独自己"脑筋坏"了，因此演绎出一个这样的心理系列：我的"脑筋坏"了，别的同学的记忆力都那么好，我失去了和同学竞争的能力，刚十八岁就失去了竞争力，以后那么漫长的路怎么走，我这一辈子算完了。

其实，只要矫正一下他最初的知觉偏离，就能改变他的整个认知。首先，让他知道在学习的"忙秋"，又由于"开夜车"，记忆力下降是正常的，也是暂时的，并不是"脑筋坏"了；其次，在学习的"忙秋"期，同学的记忆力都会出现不同程度的下降，说别的同学记忆力强是一种错觉，是由于自我评价失调造成的。只要注意调整认知，这种情况会很快过去。

在一次学校召开的家长会上，妈妈们聚在一起大倒教育孩子的苦水：东东妈妈说："我家东东总说自己交不到朋友，心里很烦。"倩倩妈妈说："我家倩倩更是让人哭笑不得，成天愁眉苦脸，说自己是女的，奶奶不喜欢她。其实我觉得婆婆对她够好了，再进一步就是溺爱了。"强强妈妈说："我家强强的烦心事更多，三天两头愁眉苦脸的，有时候把自己关在房间里不理我们，有时则不想吃饭，问他到底出了什么事，他又不肯说，现在我也被他弄得很烦恼。"

这些妈妈们都搞不懂，为什么孩子小小年纪竟然会有那么多的烦恼事。跟大人一样，孩子在成长的过程中，总会遇到许多这样那样的烦恼。由情绪产生的烦恼，其实是自寻烦恼，是由不顺心导致的心理障碍。

下列这些情况容易引起孩子的烦恼：受到批评或误解时；受到不公正的待遇时；受到老师的不信任时；受到他人的欺负时；不小心闯了祸，想到自己将要受到惩罚时；身体不舒服时；丢了自己心爱的物品时……

当孩子遇到烦恼时，家长如果不及时去了解孩子的烦恼，不去帮助孩子克服烦恼，会对孩子的心理产生不良影响，更有甚者会走入极端。

成长中的孩子，或多或少都会遇到烦恼。因为孩子的心灵是脆弱的，当他们的美好愿望与现实产生矛盾时，烦恼就会来临。当孩子有了烦恼时，面对孩子的烦恼，家长应该怎么做呢？

1. 及时发现孩子烦恼的信号

当孩子烦恼时，往往表现为：睡眠不安、食欲下降、体重减轻、情绪低落；出现伤心、忧虑、委屈、气愤等负面情绪；哭泣、沉默寡言，封闭自己；反复生病，出现头痛、腹痛等的身体不适；产生逆反心理，我行我素；胡乱发泄，破坏欲特强；出现攻击他人的行为……

在日常生活中，许多父母都是上班族，每天忙于工作，很少有时间来关心孩子的心灵，这不得不说是一个遗憾。不管父母有多忙，每天都需要抽出一定的时间来关注孩子，当孩子出现异常，及时主动与孩子沟通，倾听孩子的心声，了解孩子烦恼的原因，这样才能有效地帮助孩子消除烦恼。

2. 以同理心感受孩子的烦恼

父母不要想当然地认为，孩子每天只有学习，其他什么事情都不用干，他们会有什么烦恼？其实，由于孩子的心理发育并不成熟，遇到的一点点事情都有可能引发孩子的烦恼。

因此，当孩子向父母表露烦恼的时候，父母一定要重视，然后用同理心去感受孩子的烦恼。比如，"我知道你觉得这件事情很难处理，心里很烦恼是不是？""你是不是觉得做不好这件事情，就会被老师责问，因此总是烦躁不安？"

当父母主动表示了解孩子的烦恼时，孩子的烦恼就一下子会减少一半，同时，他们会更有信心去面对烦恼，解决烦恼。

当然，父母在孩子解决烦恼的过程中，要关注孩子的一举一动，站在孩子的角度支持他，让孩子感觉到父母的信任和支持，从而更有信心和勇气去战胜烦恼。

3. 不要替孩子逃避问题

大部分的父母在孩子遇到烦恼时，总是习惯性地替孩子想逃避的办法，比如，"要不，咱不做那事了，省得你这么烦恼！""我看你干脆不要做这事了，管它是谁做，反正你不做。"

这些消极的逃避策略根本无法解决孩子的烦恼，因为，孩子一旦再次遇到相同的问题，烦恼依然存在。同时，还有可能养成孩子逃避责任的坏习惯。如果孩子有了"我不管！""反正不是我的事！"的人生态度，父母们可能就要后悔了。

因此，不管遇到什么烦恼，父母一定要鼓励孩子正视烦恼，面对烦恼，然后努力战胜烦恼。

4. 多与孩子沟通

如果父母能够营造一个民主健康的家庭环境，经常与孩子沟通，让孩子主动发表自己的意见，参与家庭的各种讨论，那么，孩子在遇到烦恼时，就会主动告诉父母，让父母帮助解决和克服。因此，对于父母来说，多与孩子沟通，做孩子心灵上的朋友是很重要的。

父母应该每天抽出一定的时间与孩子进行情感的交流，让孩子把父母当作朋友，向父母倾诉心中的烦恼。

与孩子进行情感沟通，父母一定要专心，不要看电视或做其他的事情，应该在一个比较空闲的时间，与孩子进行诚恳的交谈，让孩子感觉到父母对他的尊重，从而能敞开心扉，向父母倾吐心中的不快。

5. 教孩子学会自我调节

有一句话叫："授人以鱼，不如授人以渔。"帮助孩子逃避烦恼，不如教孩子怎样排解烦恼，父母可以教给孩子一些情绪调节的方法，让孩子学会自我调节。

倾诉法。即让孩子向父母、同学、朋友、老师等人倾诉心中的压抑。从心理学来说，人在情绪不好的时候，若能向他人倾诉，发泄心中的郁闷，就能在一定程度上摆脱不良情绪。

环境调节法。即让孩子学会利用环境来调节自己的情绪。环境对人的情绪和情感有很大的影响和制约作用。一般来说，整洁的房间，柔和的光线能使人产生恬静、舒适的心情；而肮脏的环境，昏暗的灯光则会让人产生烦躁、不安的心情。因此，当孩子情绪不好时，可以让他转换环境，到郊外看看风景，以调节情绪。

自我暗示法。即让孩子在情绪不好时通过语言或意识来暗示自己调节情绪。自我暗示是一个人精神活动的动力源泉之一，通过自我暗示往往能让孩子从不良情绪中振作起来。例如，当孩子陷入忧愁时，可以让孩子自我暗示：

"不要忧愁，忧愁也没用，还是想办法来解决问题吧。"这样就会使心情平静下来。

转移法。即父母应该教孩子在情绪不好时转移自己的注意力。转移法需要孩子有一定的自我控制能力。比如，当孩子遇到不高兴的事情时，他能够意识到要冷静，然后找一些自己感兴趣的事情做做，从而使自己的注意转移到具体的事情上来，集中精力处理好某件事情，这样就会淡忘不愉快的事情。

牢记一点，孩子烦恼时千万不要呵斥和责骂孩子，否则孩子就更不可能向家长敞开心扉，孩子的烦恼你就永远无法知道！

◇ 克服懦弱心理，不做"胆小鬼"

胆小懦弱是很多孩子都会出现的毛病，如果孩子真的有类似表现，父母也千万不可直接批评孩子是"胆小鬼""没有出息"。因为孩子幼小的心灵尚未发育完全，如果家长随意给孩子贴上标签，会影响孩子的自我认知，比如被父母贴上"胆小没出息"的标签，孩子就会下意识地认为自己可能真的胆小，时间长了就会形成胆小怕事的行事风格，那么，孩子就又可能成为一个敏感、胆小怕事、不敢尝试的儿童。

梓豪和梓慧是两兄妹，但妹妹天生体质比较差一些，再加上是女孩子，性格也比哥哥胆小、怯弱，于是妈妈平时就会有意无意地对妹妹有所偏爱，可谓呵护备至。

妈妈的理由很简单："哥哥是男子汉，胆子大；梓慧是女孩，自然要娇惯一些喽！"事实也是如此，梓豪从小就以男子汉的标准培养，胆子也训练得非常大，经常和爸爸去钓鱼，毛茸茸的大青虫和黏糊糊的蚯蚓伸手就敢抓，躲在一旁的梓慧往往吓得尖叫着跑远了，还用手捂着眼睛不敢看一眼。哥哥还常常以此笑话妹妹，妈妈则替女儿开脱说："爸爸不怕小虫子，可是妈妈怕；

梓豪你是哥哥，和爸爸一样是小小男子汉，妹妹则和妈妈一样，怕虫子也是常理之中的事。"

同样是去欢乐谷游玩，哥哥梓豪什么跳楼机、过山车等等都敢去尝试，妹妹梓慧则看着海盗船上尖叫的人吓得紧紧拽着妈妈的衣角，一脸惊恐，什么都不敢玩。"快上来吧！"哥哥在跳楼机上稳稳坐好，大声催促着妹妹。梓慧眼里流露出羡慕的神情，但更多的是害怕。妈妈替妹妹做主开了腔："妹妹害怕，等以后长大了再陪你玩，你们去玩吧！"就这样，妈妈和妹妹看着父子两个开心得大喊大叫，而妹妹却只是紧紧搂住妈妈的脖子，一刻也没有松开。

日常生活中也是如此，当哥哥妹妹一起和其他小朋友玩时，一旦妹妹被欺负了或者与其他孩子起了冲突，哥哥梓豪总能第一时间勇敢地冲上去保护妹妹。相反，当哥哥与其他小朋友闹矛盾打成一团时，因为妹妹梓慧胆小怕事，不敢上前，只好躲在角落里边哭边叫妈妈，任由别人欺负哥哥。每每发生这种事，哥哥梓豪总是以自己的经验教育妹妹："下次如果别人再欺负你，不要只会哭，哭有什么用？要学会反抗，这样才能保护自己，至少要喊大人来啊。"

妹妹这时也缓过神来了，看着哥哥被打得有些发红的脸蛋，又害怕又担心地问道："哥哥，你疼不？"梓豪则展现出男子汉大丈夫的气概来："这点儿小伤，不算什么。"一脸的满不在乎。妹妹看到哥哥受伤了，还是非常心疼，又不自觉地哭了起来，哥哥梓豪有些不耐烦了："我都说了没事儿了，你别只会哭啊！""妈妈说了，女孩儿天生就胆小，我还是有点儿害怕！"妹妹边哭边为自己辩解。

妹妹和哥哥是典型的女生、男生性格。女孩子怕黑、怕小虫子等，或者不敢参与到其他孩子的团体活动中去；或者受到欺负不会反抗只知道哭时，很多家长会像妈妈一样说"这孩子，天生就胆小"。诚然，胆小的性格有天生的因素，因为有些孩子的中枢神经比其他孩子敏感，这是与生俱来的，无法改变，所以他们害怕外界一切有可能会对自己造成伤害的事物；但很多时候，后天环境的影响比先天因素更为重要。

比如，对黑暗、昆虫、陌生人或者未知领域的恐惧是与生俱来的。但如果我们故意进行强化训练，或者经过生活的历练和后天的培养锻炼，大多数孩子都可以独自应付这些恐惧感，可以熄灯独自睡觉，就连怕动物的人，也会成长为一个以它们为宠物的强大的人。这说明，先天的恐惧是可以经过后天训练、影响予以克服的，也就是说胆小是可以改变的。因此，这就要求父母不要总急于给孩子扣上"胆小"的帽子，否则时间一长，孩子就会产生一种先入为主的思想：我天生胆小，因此我害怕、恐惧是正常行为，不必为此羞耻或不安。孩子一旦产生这种想法，就会养成遇事退缩、胆小怯懦的性格，很难再予以纠正了。

一般而言，胆小的孩子通常受到家庭的影响比较大：一种是父母对孩子特别溺爱，什么都无条件满足孩子，事无巨细，从吃喝拉撒睡，到行走坐卧都一一包办，不舍得让孩子累着，找出各种危险性的理由，不放心让孩子做出尝试。其实，家长的这种过度的保护和规避危险的行为，让孩子失去了成长的快乐和进步的机会，从而导致一遇到问题只会退缩，或者寻求爸爸妈妈的帮助，长此以往，造成孩子心理永远不自信胆小怯懦的行事风格；另一种则是完全相反，家长过于专横霸道，对孩子要求过高或者超乎寻常的严厉，正所谓过犹不及，也会导致孩子害怕失败、不敢尝试、畏首畏尾、缺乏创新精神。总之，这两种情况都直接导致孩子无法获得行动经验，无法拓展个人心理情绪，造成胆小怕事的性格。

梓豪和梓慧两兄妹的例子就是如此，生长在同一家庭，年纪只差两三岁的孩子。哥哥向来表现得非常大胆，而妹妹往往胆小怕事。其根源就在于妈妈从一开始就给两人定了位：认为男孩就应该天生胆大，女孩就理应娇惯着，胆小怯懦一些更显女性特质，因此对哥哥采取狼性的放养式教育，而妹妹看作温室里的花朵，从而造成了兄妹俩迥异的性格。这也是天生胆小和后天影响的最好例证。

◇ 放松自己，不做"敏感"的小孩

下课了，孩子们像小鸟一样快乐地"飞"离座位，三三两两地结伴而玩，而茜茜常常是独自坐在座位上看着别人，只要别的孩子往这边看上一眼，茜茜就感觉别的小朋友在议论她、嘲笑她。茜茜因为皮肤黑，特别自卑，她拒绝和别的小朋友一起玩耍。长期这样下来，也没有人过来找她一起玩。有时，从茜茜的眼神里也能看到她的落寞。

晨间活动被安排在户外，活动内容是玩球，主要目的是让孩子们自由结伴练习抛接球。老师让学生自由选择自己喜欢的人，一起去试一试。只有茜茜一个人孤零零地站在那里，老师发现了这一情况，走过来亲切地拍拍她的肩，鼓励她和同学们一起玩，但茜茜紧张地摇摇头，拨弄着地上的皮球，瞧瞧老师，看看同学，怎么也不肯加入游戏……老师再催得紧了，茜茜竟然哇哇大哭起来，一边哭一边指责同学们都不喜欢她，不带她玩。

在人际交往中，由于孩子渴望得到对方理解，但又常常不知道如何去理解他人内心的想法，于是各种猜疑心就滋生了。比如，"某某同学今天怎么一句话也没跟我说？是不是我说错话惹他生气了？""他是不是在背地里说我坏话怕我知道，所以才对我这么热情？"小学阶段的孩子处于人生敏感的时期，他们开始关注自我，独立意识和自尊需要明显增强，而另一方面思想却还不够成熟，对事物的评判能力还比较差，情感容易出现两极化。有时候一点点微弱的刺激，也会引起其激烈的情绪波动。

诚然，小孩子的成长总是少不了磕磕碰碰，但是如果他一直都很敏感，一直会因为琐碎的事情而产生强烈的情绪波动，那么老师、家长又如何教给他正确的知识，他在以后的求学路上该如何才能取得进步呢？

1. 让孩子时刻保持理智

其实只要冷静地想一想，就会发现许多猜疑心是很可笑的。俗话说："耳听是虚，眼见是实。"很多猜疑只有等真相大白的时候，才会发现是多么荒谬。因此，家长在孩子因为猜疑导致情绪波动的时候，要帮助孩子冷静地观察和分析问题，不带任何主观偏见去对待别人，在没有弄清楚事实时，不要主观臆断，也不要轻信别人的话。

2. 及时让孩子与对方进行沟通

猜疑往往是由于彼此间缺乏交流造成的，也可能是由于误会或别人搬弄是非造成的。因此，家长应该鼓励孩子以适当的方式开诚布公地与对方交谈。就像我们前面文章里提到的，人与人之间最重要的事是沟通，即使有许多不合理的想法，一旦面对面坦诚地说出来，彼此间的误解就能消除，对方也会增加对孩子的信任，许多矛盾就会迎刃而解。

如果坚持把猜疑闷在心里，只会让自己更烦恼、难受，增加了双方的矛盾。

3. 要宽以待人

猜疑心重的孩子大多是不太宽容的人，对别人的要求会有些苛刻。比如见到几个同学凑在一起，心里就会猜疑："他们是不是在说我坏话？"这样的同学对别人的要求过高，希望别人以自己理想的方式来行事，稍不符合自己的意图就做一连串毫无逻辑的推理，其结果是庸人自扰。如果发现确实有人在背后议论孩子，这时也要让孩子正确地认识别人的议论并区分善意和恶意的议论。对正确的善意的议论，比如指出缺点，就应该让孩子虚心听取，而对于不正确的议论，如虚假传言，无中生有的流言蜚语就该让孩子坦然大度一些，做到一笑置之，不必耿耿于怀。而如果恶意的议论已经造成严重的伤害，或者是侮辱人格性质的造谣、中伤和诬陷时，家长要鼓励孩子勇敢地站出来，理直气壮地将事实的真相公布于众，或者及时争取家长和老师的帮助。

在帮助孩子解决问题的时候，家长们也要注意培养孩子独立的性格，不要对孩子的事情大包大揽，也要尝试着让孩子自己解决问题。因为总有一天，孩子会离开你的庇护，独自去面对自己的人生。只有他们足够坚强，学会解决问题的方法，人生之路才会走得更加顺畅。

◇ 警惕"年纪轻轻"的抑郁症

喜悦、愉快的情绪能促进孩子身体的健康成长，使他在成长的道路上从容地面对陌生的环境，与周围的人和谐相处，甚至更好地表达自己的想法，体现自己的优势。反之，恐惧、悲伤等情绪不仅会危害孩子的身体健康，更会歪曲了他的人生观。因此培养孩子的积极情绪，对于他的身心健康发展具有十分重要的意义。

"东边日出西边雨"不仅是一种自然现象的客观描述，而且也是少年儿童情绪特点的有趣比喻：一边是趋向成熟、愉悦、平静、稳定、调控，积极的情绪因素不断增加；一边是情绪问题陆续地出现，厌学、抑郁、焦虑、冷漠。诸如此类的问题给他们的成长与发展罩上了阴影。有的阴影随着时间的推移自然消逝，可有的阴影却需要施加人为的驱散力量，促使各类情绪问题的顺利解决。

有一次一个心理专家小组去一个学校做讲座。讲座老师的真情演讲拉近了和孩子们的距离。在讲座空隙，一个孩子悄悄拉住讲座老师，让她看自己的手腕。在卷起来的袖子下，一道连着一道的伤疤。她告诉老师，她经常会用刀片在手臂上割几道口子。伤口越来越多，部位越来越上移，最后到达前臂。连爸妈也不曾知道。这些像蚯蚓一样的伤疤着实让在场的专家们触目惊心。

还有很多低年级的小学生，则是通过咬手指甲来排解压力。在许多学校都可以观察到，开学后咬手指的孩子多了起来。把十指指甲咬秃，咬到双手血淋淋的孩子比比皆是。

2019年6月13日19时50分许，呼和浩特市武川县第三小学六年级的学生，13岁的李某留下6页遗书后，坠楼身亡。武川县公安局刑事侦查大队现场勘验后做出结论，李某系自己坠楼死亡，排除他杀，家属对勘查结果无异议。

一个花一般的生命就这样戛然而止，在孩子们最期盼的暑假到来之前，李某永远地离开了这个世界，无论发生过什么事情，一切都烟消云散了。对李某来说，暑假和未来美好的生活都对她没有了吸引力。一个13岁的孩子毅然决然地跳楼而亡，据她留下的遗书称，她是被抑郁症折磨，不堪忍受痛苦最终跳楼身亡。

抑郁症找上了一个13岁的孩子，听起来多么可怕，令人心惊肉跳。抑郁症就像一个隐形杀手，它难以被察觉，却对孩子伤害极大。

我们通常把0~12岁出现的抑郁，归为儿童阶段的抑郁症。12~18岁这一时期，偏向于青少年的抑郁症。其中12~18岁属于青春期，由于青春期本身就会呈现出独特的特质，所以在这一阶段，抑郁症的识别尤为困难。

现在一些小学、幼儿园，也有一些可能是抑郁症的孩子，但被误诊为特殊需求儿童。抑郁发病率节节攀升，同时又很难识别，直到酿成惨剧时，可能才被他人知晓。这意味着家长们更应该对它引起足够重视。

抑郁症有哪些表现呢？

轻微的表现为悲观厌世，每天沉浸在自己的小世界里不可自拔，悲伤无助、敏感易怒，如果这时候家长能够及时发现孩子的异常，让孩子敞开心扉，给孩子予以正确的引导，这样，孩子通过自身努力可以成功走出抑郁症的阴影。

重度抑郁症患者常有自残甚至自杀倾向，但因为自身意志力强弱不同，有的能通过够艰难的心理斗争战胜不良心理，有的比较脆弱，过不去那道坎，就容易酿成悲剧。

家长应该如何预防孩子被抑郁症盯上呢？

一般来说，性格内向不善表达、不喜欢和人沟通的孩子，是抑郁症高发人群，但是也有一些表面外向开朗，内心却异常脆弱的人群易患上抑郁症。这就提醒家长们，在忙工作的同时，一定要时刻关注孩子的情绪变化，在孩子遇到重大挫折，或者遇上什么不顺心的事的时候，及时和孩子沟通，了解孩子内心的想法，捕捉孩子的心理动态，想尽一切办法疏通孩子内心不愉快、不光滑的地方，做好孩子的坚强后盾，为孩子解开心结。不能只知道提供物质需求，而忽视孩子的精神需求，不然酿成悲剧，一切都来不及了。

◇ 不要让消极的情绪俘虏了孩子

有位母亲第一次参加家长会。幼儿园的老师说："你的孩子有多动症，在椅子上坐3分钟都坐不了。"回家的路上儿子问老师说了什么，她鼻子一酸，差一点落泪："老师表扬了你，说宝宝原来在椅子上坐不了1分钟，现在能够坐3分钟了。别的家长特别羡慕妈妈，因为全班只有宝宝进步了。"那天晚上，儿子破天荒地吃了两碗米饭。第二次家长会，老师说："全班50名同学，这次你儿子数学成绩排在第49名，我怀疑他有智力问题，最好带他到医院看一下。"

回家的路上，她哭了。回到家里，看到诚惶诚恐的儿子时，她振作精神："老师对你充满信心，你并不是一个笨孩子，只要你能够细心些，会超过你的同桌。"说这些话时，她发现儿子暗淡的眼神一下子亮了。

第二天上学，儿子比平时起得都早。孩子上了初中，又一次家长会，老师告诉她："你儿子的成绩，考重点中学有点危险。"可她还是告诉儿子："班主任对你非常满意，只要你努力，很有希望考上重点中学。"

高中毕业，儿子把清华大学的录取通知书送给了妈妈。边哭边说："妈妈，我一直都知道自己不是个聪明的孩子，是您……"

这时，她再也按捺不住十几年聚集在内心的泪水。

小孩的特点是好奇、幼稚、缺乏自信。他们对每一点小小的进步都非常在乎，渴望得到大人的肯定。父母和教师要鼓励孩子学习，真诚地赞扬他们所取得的微小的进步，使他们切实认识到：我能学好！从而增强自信心。

一般来说，孩子处于消极的情绪状态的时候并不多，但是，这种消极的情绪状态却对孩子的身心健康具有很大的危害。比如，"我很没用，我是一个废物"，这容易导致孩子对自己的能力失去信心，从而无法做好每一件事情。"我很丑"，则容易让孩子无法取悦自己，对人生失去信心。

乐观是孩子对未来充满信心、充满希望而又不断进取的个性特征。悲观则是孩子对未来缺乏信心、缺乏希望而又不思进取的个性特征。乐观的性格是孩子应对人生中悲伤、不幸、失败、痛苦等不良事件的有力武器。如果孩子无法乐观地面对人生，则会使孩子意志消沉，对前途丧失信心，而且会损伤孩子的身心健康。

如果孩子一遇到困难和挫折就心灰意冷，消极面对，这种状态持续下去，就会进入恶性循环，使孩子一生都挣扎在消极中，因此，家长应该发挥作用，把孩子的消极情绪转化为积极的情绪。那么，具体应该怎么做呢？

1. 引导孩子摆脱困境

每个孩子总会碰到不称心的事情，即使天性乐观的孩子也是如此。当孩子遇到困境时，家长要积极寻找孩子消极的原因，有针对性地做孩子的思想工作。比如，如果孩子是因为失败而消极，父母可以寻找一些孩子的成功事件来鼓励他；如果孩子是因为长相而消极，父母可以寻找一些长相一般而成绩优秀的人来鼓励他，还可以告诉孩子，人的容貌虽然是吸引他人的魅力因素之一，但是，更重要的却是学识、修养、人格等内在美。

教会孩子学会忍耐和随遇而安，鼓励孩子凡事多往好的方面想，不要尽往消极的方面想。只要孩子愿意与父母沟通，把心中的烦恼说出来，烦恼很快就会消失。

当然，父母也可以帮助孩子克服一些困难，教孩子以正确的态度和措施来保持乐观的情绪。这些是促使孩子摆脱消极情绪的好方法。

2. 用积极的情绪感染孩子

情绪是可以传染的，如果家长们经常在家里抱怨这抱怨那的，那么，家长的消极语言很容易影响到孩子．孩子在一个充满抱怨和不满的环境里也会习惯于用消极的语言来宣泄自己的不满。如果这种方式形成习惯后，那么，孩子遇到各种问题时都会习惯于用消极的方式来面对。

因此，在教育孩子的过程中，父母首先要做一个乐观的人。每个父母在工作、生活中也会遇到各种困境。父母应该注意自己的情绪表达方式，避免流露抱怨、不满等消极情绪，在面对困境、挫折时能保持自信、乐观，奋发向上。从而，孩子也会受父母的影响，在遇到困境时，乐观地去面对。

平时，父母应该多向孩子灌输一些乐观主义的认识，让孩子明白，令人快乐的事情总是永久的、普遍的，一旦有不愉快的事情发生，那也只是暂时的，不具普遍性，只要乐观地对待，生活永远是美好的。

3. 允许孩子自由地表现悲伤

孩子在遇到困境时，往往会表现出悲伤的样子。父母应该允许孩子自由地表现悲伤。如果孩子在哭泣的时候，父母要求孩子停止哭泣，不让孩子表现出软弱，孩子就会把心中的悲伤积聚起来，久而久之，反而造成孩子的消极心理。

心理学家普遍认为，情绪发泄对维护心态平衡具有积极的作用。当一个人在遭遇到挫折或者感受到不愉快时，让他能够不受压抑地通过言语或非言语的方式表达自己的情绪，可以减轻他心理上的压力。因此，对于孩子表现出悲伤或软弱，父母可以不去劝阻，让孩子尽情地发泄心中的郁闷，只要孩子发泄够了，他自然会恢复心情的平静。

当然，如果孩子需要父母的帮助，父母应该及时安慰孩子，用同理心去感受孩子的情绪，努力引起孩子的情感共鸣，从而缓解孩子的不良情绪。

4. 对孩子进行乐观教育

乐观的孩子往往对未来充满了希望，悲观的孩子则往往觉得没有希望。因此，父母要对孩子进行乐观教育。

乐观教育是一项系统工程，需要父母能够及时地感受到孩子的沮丧和忧愁，帮助孩子驱散心中的阴影。平时，父母要多引导孩子看到自己的进步和成绩，鼓励孩子想象自己的美好未来，让孩子对自己的未来充满希望。只要孩子对未来充满了希望，孩子必定会以乐观的心态去面对生活中的事情。

5. 丰富孩子的精神生活

丰富孩子的精神生活可以使孩子把注意力转移到其他事情上来。一方面，父母要鼓励孩子广泛地阅读，让孩子在阅读中增加知识，升华思想，可以阅读一些伟人的故事或者童话、小说等文学作品。另一方面，鼓励孩子多交朋友，父母要为孩子创造与同龄人交往的机会，如带孩子到邻居家串门，邀请其他孩子到家里来玩，让孩子多到同学家去玩等。

另外，父母可多搞一些活动，如带孩子外出游玩，也可让孩子做一些创造性的活动，如利用废物制作小作品，通过丰富孩子的精神生活，让孩子在各种活动中体会到生活的乐趣，增强对生活的信心，培养孩子乐观的性格。

千万不要等孩子长大以后才去调节孩子的消极情绪，因为孩子长大以后，消极情绪会更加严重。因此，父母应该从小就把孩子培养成积极的人！

◇ 叛逆期是成长的必经之路吗?

蒙蒙从小对父母特别亲热,心里有什么总是要告诉妈妈,每天放学回家后总是不断地向妈妈讲述学校里的事情,讲老师怎样上课,同学们怎样在一起玩,自己与哪些同学比较好等。可是,自从蒙蒙上了中学以后,越来越不爱和妈妈谈心了。妈妈好几次问蒙蒙最近学校有什么新闻,蒙蒙总是淡淡地说:"没什么。"

妈妈多问几次,她就不耐烦了:"妈妈,我已经不是小孩了,我应该有自己独立的生活!"后来,蒙蒙喜欢穿磨得破破烂烂、大小窟窿的牛仔裤和花花绿绿的 T 恤,以为这就是流行趋势。

但是,蒙蒙的妈妈总也想不明白,好好的衣服、新的衣服不穿,却要穿成这样,就算小时候家里经济特别困难,囊中羞涩,穷得没钱买衣服,也从没想让女儿穿得这样捉襟见肘。

这天,妈妈又看见女儿站在门外,用石头磨新牛仔裤的裤脚。妈妈一看就非常生气,天啊!怎么有这样的孩子,新买的牛仔裤,她居然这样糟蹋!于是,妈妈飞奔过去阻止女儿,对女儿说:"我小时候哪有这样的衣服穿,有一件新衣服爱惜得不得了,没想到你现在却这么不知道珍惜。你是不是觉得生活条件太好了呀？……真是个让人操心的孩子！"尽管妈妈说个不停，但女儿依然充耳不闻，似乎对妈妈的唠叨无动于衷，继续低头磨她的新牛仔裤。

妈妈终于气极了，忍不住问蒙蒙："你为什么要把新牛仔裤弄成这个鬼样子？"没想到，女儿竟然理直气壮地说："我就是喜欢这样的破裤子！"

妈妈担心孩子会有什么事，于是就偷偷翻她的抽屉，蒙蒙知道后很不满，好几天没有理睬妈妈。后来，妈妈还跟踪蒙蒙，蒙蒙发现后，更是一个月没有理睬妈妈。妈妈心里很苦恼：明明是为孩子好，孩子为什么不领情？

孩子进入青春期后，常常会有一些逆反的举动，比如，不愿意与父母沟通，喜欢做一些出格的事情。孩子随着独立自主意识的不断加强，出现了所谓的心理断乳期。心理断乳的真正意义是摆脱对父母的孩子式依恋，走上精神的成熟与独立。在这个时期，孩子们开始需要管理自己的心灵，希望有一个独立的空间，希望他人意识到自己的成长，希望成人把自己当成成人看待等等。

这一时期的孩子，最主要的表现就是独立活动的意愿变得越来越强烈，他们不愿意成人再干涉他们的自由。如果这时家长还把他们当孩子来看待，他们就会厌烦，就会觉得伤害了他们的自尊心，从而会出现反抗的行为，来表现自己内心的不满。

家长如果和叛逆期的孩子较劲，不仅无法改变孩子的想法，而且容易造成孩子的心理障碍。

因此，父母应该把孩子一些逆反行为理解为孩子在为精神独立而宣战。如果父母以宽容的心态对待孩子的一些出格行为，鼓励孩子在精神上朝着独立自主的方式前进，这对孩子的心理成长是极有帮助的。

逆反是孩子们在成长过程中必须经历的一个过程，这是孩子们逐渐从依赖父母的心理状态中独立出来，从而养成自己判断、自己解决问题的行为习惯的时期，也是一个人社会化的过程。那么，父母应该怎样对待处于叛逆的孩子呢？

1. 正视孩子的心理变化

孩子进入叛逆期时往往想主动摆脱父母的束缚，割断与父母之间的心理依赖关系。这是孩子自我意识发展的表现，是一种正常的心理，因此，父母要正视孩子的这种心理，给孩子一个宽松的氛围，促进孩子自我意识和自主能力的发展。

父母不要因为孩子出现了这种心理变化就惴惴不安，应该充分理解和支持这种变化，并给予积极的引导。比如，妈妈可以说："看来小姑娘已经长大了，有了自己的想法，妈妈真为你感到自豪，如果有什么需要妈妈帮助的，妈妈一定乐意帮忙。"这样反而可以引导孩子与父母交流。

在这个阶段，孩子除了基本的物质需要，可能更需要和别人进行精神上的交流。父母应该切实从精神上更多地关爱、鼓励和支持孩子，再也不能把他们当作什么也不懂的小孩子了。

2. 充分理解和尊重孩子

陶行知先生说："人人都说孩子小，谁知人小心不小。你若小看小孩子，便比小孩还要小。"其实孩子像大人一样，也是一个独立的个体，他们希望得到别人的理解和尊重。尤其是孩子进入叛逆期后，往往觉得自己已经是成人了，这就更需要父母耐心地教导，并给予正确的示范。

对孩子由于经验不足而产生的幼稚行为，父母应该包容，进行开导纠正，而不是打骂和压抑。当孩子表达自己的意见时，父母一定要认真倾听，这表示尊重孩子的人格。孩子说得不完整，父母可以补充；孩子说得有偏差，父母可以纠正。比如："妈妈的意见和你不一样，我觉得……更好，你觉得呢？"或者"妈妈认为……你再仔细考虑考虑，总结一下再下结论。"

但是，父母千万不要对孩子的不成熟想法泼冷水或是讽刺和嘲笑，而是要将孩子看成是一个独立的个体，给孩子选择自己行为和做决定的机会，父母如有不同意见，应该心平气和地与孩子讨论。要允许孩子有新的想法、新思维、新做法，父母不能接受的，不一定是错误的。作为父母不一定要求孩子一定按自己的要求去做，尤其是孩子自己的事情。孩子有自己的爱好，有他的生活圈，父母应该站在孩子的角度，给孩子一定的空间。

在生活中，父母要密切关注孩子在态度和行为上的细微变化，当孩子在房间希望自己不被别人打扰时，父母就不要随便进入；当孩子希望拥有记录自己秘密的日记本时，父母就不要偷看，更不能采取打骂体罚的方式来窥探、监视和干涉孩子。

3. 满足孩子"被肯定"的心理需要

在孩子的成长过程中，父母要满足孩子"被肯定"的心理需要。父母不要总是从"品德问题""个性倔强""安全问题"等消极方面去评价孩子，不给孩子自我表达和自我实现的机会，越是家长看不上的"不安分"的孩子，越是容易引起家长的反感，对他们限制过多、强迫过多，使孩子受压抑的能量未能得到合理的释放，容易与父母发生对立和冲突。

如果孩子正常的心理需要总被否定，会导致孩子产生疑惑，孩子就会用父母不赞成的方式来发泄他的不满。而相反，有些孩子认为自己的所作所为无法获得父母的认可，因此故意抱着敌对的情绪，但是，当父母出乎意料地肯定了他时，孩子就会显得不好意思，从而故意来迎合父母，努力按父母的要求去做，让父母感到高兴。

4. 多让孩子进行自由的活动

如果孩子不喜欢和父母沟通，父母应该找找原因，是不是自己对孩子平时的生活干涉太多，导致孩子产生了逆反心理。多让孩子进行自由的活动，是促进父母与孩子之间情感的非常好的方法。比如，当孩子有同学朋友来玩时，父母不要偷听孩子们的谈话，给他们自由的空间。也可主动让孩子邀请同学到家玩，父母外出以给孩子充分的自由空间，但是，要求孩子在活动结束后，和父母谈谈活动的情况，以便父母及时了解情况，也促进了与孩子之间的沟通。

平时，孩子若想和同学朋友搞什么活动，只要不是太出格的活动，父母最好都支持孩子，可以适当有所限制，但不能拒绝孩子参加。比如，当孩子说想在周末和同学去野营时，父母应该说："妈妈支持你的活动，但是你要告诉妈妈到哪里，有多少人，什么时候回来。"孩子多半是会和父母讲具体情况的。因为，父母放手让孩子进行自由的活动，表明了父母对孩子的尊重，孩子自然也会尊重父母，愿意和父母交流。

5. 耐心地与孩子进行交流

当然，引导孩子与父母进行交流，需要父母有耐心。所谓欲速则不达，操之过急反而会使孩子感觉父母想控制他，因此对父母敬而远之，这样就达不到预期的效果了。耐心应该表现在：一如既往地照顾孩子，关心孩子，让孩子知道父母永远是他最重要的支撑，家庭永远是他生命中的港湾，他永远可以在这里寻求帮助；另一方面，父母应尊重孩子的选择，鼓励孩子去开创自己的生活。相信在父母的耐心引导下，孩子是愿意与父母进行交流的。

处于比较叛逆时期的孩子，父母要善于与孩子进行心理沟通。父母可以把自己青少年时期的一些躁动、不安、困惑的情绪说给孩子听，把自己当时的内心感受也说给孩子听，而且能理解孩子的某些幼稚的行为，这样，孩子视父母为可信赖的朋友，就会把自己内心最隐秘的事情说给父母听。

与孩子建立一种平等、亦师亦友的关系，相信孩子的独立处事能力，营造宽松和谐的家庭环境让孩子进行自我调节，这样才能让孩子顺利度过特殊的心理叛逆期。

◇ 不要妄自菲薄，你是让妈妈最骄傲的娃

自卑是一种因过多地自我否定而产生的自惭形秽的情绪体验，往往会阻碍一个人变得更优秀、更积极向上。其实，自卑感人人都有，只是程度不同而已。适度的自卑能激励人发奋努力，取得成就。然而，过度的自卑，会在人际交往、事业和婚恋等方面对自己的能力、学识、品质、相貌等自身因素评价过低，表现出自我封闭，造成沟通障碍。过度地关注自己的生理缺陷和能力的不足，会导致心理承受能力脆弱，经不起较强的刺激，对他人常产生猜疑、忌妒心理，行为畏缩、瞻前顾后等。

因为自卑，本可以成为某领域中的优秀人才，但自己看不到自己的特长，不敢发挥自己的优势与人竞争。自卑，就像是一个陷阱，使人难以进取。

开学一段时间后，学校组织了一次家长会，会后峰峰的妈妈向老师询问孩子平时在学校的表现如何，班主任略有迟疑，平淡地说道："孩子其实挺乖巧的，相信在家也是个乖宝宝，平时也非常懂事、听话，没见他有违反纪律的情况发生，是个遵守纪律的好孩子。只是有一点，很多科目的老师都反映孩子平时过于谨慎，说话声音非常小，无论是平时和老师、同学说话，还

是上课回答问题，几乎只有全班都安静下来，才能隐约听到峰峰在说话。我不知道这是怎么回事，孩子在家里也是这样的情况吗？孩子和家长沟通有问题吗？"

妈妈解释说："我家峰峰吧，平时在家里与人交流、说话没有任何问题，和我们说话声音很正常，甚至还会故意提高呢，可就是一出家门，就跟换了个人儿似的，说话声音立刻变小了。很多邻居和上幼儿园时候的老师也多次跟我们反映孩子的这一情况。"

"因为工作关系，我和孩子爸爸没时间照顾孩子，峰峰从小跟着爷爷奶奶在乡下长大，老人特别疼爱自己的孙子，我们都很放心。直到后来孩子要上幼儿园大班，我们想着从幼儿园到小学有个过度，就把峰峰接到身边，这才发现孩子普通话说不好，对周围事物非常敏感，胆子也非常小。我和他爸也非常发愁，毕竟这是个小男子汉，确实有点儿太胆怯了！"

最终，老师终于得出了结论，孩子是因为普通话说不好，有时候开口说话会有小朋友嘲笑，对周围环境又感到陌生，导致孩子越来越自卑，在同学面前一点自信都没有，所以说话声音就越来越小了。

那么自卑是怎样产生的呢？原因有以下几种：

1. 认知方式错误，常常拿自己的缺点与他人的优点做比较，从而在心理上产生更加消极的自我暗示；

2. 缺乏成功的体验，经常遭受挫折或失败的人，易产生自卑心理；

3. 自我评价的偏颇，不能把主体的自我和客体的自我统一起来，主体自我标准过高，因而不能正确地评价自己，而又特别关注他人怎样评价自己，常把他人的评价作为自己的参照点，过度放大他人的评价；

4. 缺乏客观合理的期望，对自己期望值过高，并提出绝对化的要求，而这种要求一旦达不到就会感到痛苦，自怨自艾；

5. 不良的早期经验，如离异子女缺少父爱或母爱，幼年时期接受不良的家庭教育等，也是造成自卑心理的重要因素。

自卑心理如果得不到及时的克服，将使人难以得到发展。如果你的孩子也存在着自卑情绪，那么有必要从以下几点入手，解决这个问题。

1. 引导孩子正确地评价自己，按照能力水平确定发展目标

自卑的本质是自我评价过低，为此，克服自卑的前提是客观地认识和评价自我，根据自己的实际能力水平，制定切实可行的发展目标，缩短"真实自我"与"理想自我"之间的距离。应该允许和接受自己存在的局限，适当降低对自己的要求，给自身创造成功的情绪体验，从而，逐渐地消除自卑，树立起自信心。

2. 帮助孩子建立正确的思维模式

打破过去"因为我不行——所以我不去做——因此我就是不行"的不合理的恶性循环的思维方式，建立起合理的、积极的思维模式："因为我不行，所以我要努力去做——即使失败了，我还要再努力，谁也不是天生就会的——结果定会有进步"；只要能够正确而理智地认识自己，并用坚强的毅力来解决面临的问题，问题就会迎刃而解，增强信心。

3. 鼓励孩子多参与人际交往

强烈的自我意识，往往容易诱发自卑感，从而导致过度关注自身的缺点、不足以及别人对自己的看法，对自己采取消极暗示。如果适当地进行人际交往，分散过度关注自我的意识，就会在交往中发现他人也有自己同样的缺点和不足，以缓解内心的压力；通过交往还可以把自己的才能表现出来，并从他人的评价中了解到关于自己的真正价值和潜能的看法，以增强自信心。在交往中，即使发现自己某方面确实不如他人，也要进行积极的自我暗示："别人行，我也行！"从而增强改变自己现状的信心。

4. 鼓励孩子适时展现自己

自卑心强的孩子，不敢在公众面前讲话，害怕受到别人的哄笑，常常放弃表现自己的机会。一个人凡事只愿独自思考，而不实际去做，那么，其能

力水平就很难得到别人的认可。如果你对某个问题深思熟虑，胸有成竹，就要敢于发表自己的看法，即使自己的见解没有引起他人的注意或是错了，也不要气馁，下次继续努力。要坚信只要积极行动起来，一切都会朝着更积极的方面发展。

◇ 找到释放不满情绪的正确方法

　　现在为什么接二连三地出现青少年暴力事件和自伤事件，尤其是因为不满父母的教育而行为过激？很重要的一个原因就是这些孩子都不知道如何有效地疏泄不良情绪，反而被不良情绪所控制，做出不可原谅、不可挽回的事情。所以，家长在教育和培养子女的时候，一定要注意教会子女如何疏泄不良情绪，最好是从小就培养孩子控制情绪的能力。

　　陈昊是一位高二学生，是个性格比较内向的男生。陈昊的爸爸妈妈忧心忡忡，他们担心陈昊会出大问题。原来，一个星期以前，陈昊和爸爸发生了一场激烈的争吵，结果陈昊居然气得行为失常。

　　事情是这样的，当天晚上陈昊因为与爸爸的意见有分歧，父子俩由最初的商量发展到争吵。最后，爸爸硬是动用了作为父亲的权威强迫陈昊接受自己的意见。面对父亲的强迫，陈昊先是紧紧地咬着嘴唇一声不吭。过了一会儿，只见他的呼吸逐渐粗重起来，脸色也变得铁青。突然，他开始浑身剧烈颤抖，整个人也好像丧失了意识一样，喉咙里偶尔发出一丝呻吟，看起来非常痛苦。爸爸妈妈吓坏了，拼命地叫他的名字，还掐他的人中，费了很大工夫才让陈昊恢复了意识。

第二天爸爸妈妈就带着陈昊去医院做了全身检查，结果显示一切正常，没有任何问题。排除了生理性问题，估计问题就是出在心理方面了。

根据咨询师的观察和访谈，陈昊性格内向，不善于表达自己的情感，属于那种有事憋在心里的人。从心理学的角度来看，性格内向或外向本身并没有什么问题，但是性格外向的个体往往喜怒都形于色，情绪情感可以及时地得到宣泄，而性格内向的个体一般倾向于不把内心世界的感受表达出来，这样一来，假如性格内向的个体累积了一定数量和强度的消极感受，却无法及时疏泄的话，心理健康就会受到影响，进而影响个体的生理健康。

陈昊那天晚上之所以行为异常，就是因为当时他感到极度愤怒和委屈，而且这种消极的情绪当时来得太快，陈昊又不知该如何把它表达出来，结果就"憋坏"了。

对于孩子来说，疏泄不良情绪的办法有很多，例如把自己生气的感受写在日记上，或者大吼一声，或者洗个澡，或者专门为自己准备一个出气玩具，或者采用深呼吸法和自我暗示法等等使发怒的情绪得以缓解。

作为家长，面对有不良情绪的孩子，不可无动于衷，一定要积极行动起来：

1. 帮孩子转移注意力

当您发现孩子有不良情绪的时候，可以帮助孩子转移注意力或发泄情绪。比如，带他到公园、娱乐场所去分散注意力；或者让他参加体育活动，如打球、跑步等，把怒气发泄到运动上；或者听听音乐、唱唱歌等等。

2. 教给孩子掌握克制不良情绪的方法

当孩子心平气和的时候，您可以教给他一些自我克制的方法。

如自我暗示法——一旦感到自己要发怒时，心里反复默念"不要发火，要冷静，要冷静……"；

转移法——当感到怒气上来的时候，迅速离开现场，或去干别的事情；

深呼吸法——发怒时，让自己多做几次深呼吸，吐出心底怒气；

肌肉紧张法——紧握拳头再松开，紧绷脚板等。

第 8 章

刻意教养，自信的孩子最优秀

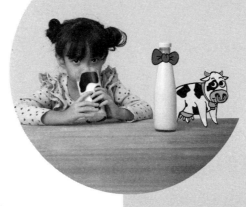

◇ 妈妈，请允许我自己做决定

一天，已经放学很长时间了，亮亮才带着一身泥土回到家。妈妈非常生气地问他："怎么这么晚才回来？身上还弄得这么脏？"

看到妈妈不高兴，亮亮有点害怕了，怯怯地对妈妈说："下午学校足球队选拔队员，我去参加选拔了。"

"什么足球队？谁让你参加足球队了？你经过我同意了吗？"儿子竟然自作主张，这让妈妈更加生气了。

"是我自己要参加的，好多同学都报名了，我……"

"这绝对不行！成绩那么差，还有心思参加什么足球队，你要敢去，小心我打断你的腿！"亮亮还想为自己辩解，却被母亲的怒吼打断了。

后来，亮亮只好放弃了参加足球队的选拔，但是他的成绩并没有因此好起来，反而比以前更差了。因为自己的爱好得不到父母的支持，亮亮逐渐对学习也失去了兴趣。

父母总是习惯于把"选择权"和"决定权"牢牢地把握在自己手中，不是强迫孩子放弃自己感兴趣的事情，就是逼着孩子做他们不感兴趣的事情。

这样做的结果只有两个：一是让孩子变得胆小怕事，遇到事情只会依赖父母，听从父母的意愿和决定，根本没有自己的主见；二是很容易引起孩子的逆反心理，跟父母"较劲"，什么事都和父母对着干，你让我朝东，我偏要向西，从而父母与孩子之间出现了"代沟"。

因此，当孩子决定做一件事情的时候，作为家长，应该给他们最大的信任和支持。不要把自己的感情和观点强加到孩子身上，要信任孩子，相信他们的选择和决定。即使孩子最后失败了，相信孩子也能从中得到深刻的经验和教训，为自己以后的成长打下良好的基础。

曾经有一部非常受欢迎的美国家庭喜剧《成长的烦恼》，相信很多孩子和家长都看过。剧中有这样一个情节：一天，刚上中学的小儿子本恩做出了一个让人大吃一惊的决定：他要做"清新小子"乐团的经纪人！本恩发现"清新小子"乐队很有潜力，于是萌生了做他们经纪人的想法。可他遇到一个问题：要做"清新小子"的经纪人，必须拿出 2000 美元投资。

本恩没有钱，于是他把自己的决定告诉了父亲杰森，并劝说杰森做自己的合伙人。听了本恩的决定后，杰森虽然非常吃惊，但他还是支持本恩的决定，并同意拿出 2000 美元作为投资。

后来事情的发展却并不顺利：杰森认为本恩根本不懂如何经营乐队，于是不顾他的想法，处处控制他，这让本恩无法忍受，于是结束了和杰森的合作。后来，本恩找到他的邻居作为合伙人，并在转让乐队经纪权的中一次性赚了 24000 美元，这让杰森大吃一惊。

杰森无疑是个优秀的父亲，当孩子做出一个让大人吃惊的决定时，他以实际行动支持了本恩的决定。但他还是犯了一个很多父母常常会犯的错误，那就是没有完全信任自己的孩子。

如今，大家都在谈赏识教育。赏识孩子，应该相信孩子，相信他们的判断力和办事能力，给他们选择和决定一件事情的权力。让孩子自己去选择和决定，会让他们对事物产生更加深刻的认识，从而更加坚定自己的信念和决心。即使以后遭遇挫折和失败，他们也能认真总结经验、吸取教训、勇于承担责任，而不是一味地怨天尤人。

张磊是从农村出来的孩子。十几年前，在他中考时，有两个选择摆在他面前：一个选择是读高中考大学，另一个选择是上中专参加工作。如果选择高中，意味着他还要苦读三年，并且以后能否考上大学仍是个未知数；而选择中专，则是一条跳出农门的捷径。当时，他的父母非常开明，果断地把这个决定权交给了他。

后来，他选择了中专。直到毕业以后走上工作岗位，他才发现一个小小的中专学历早已跟不上时代的发展，知识的匮乏让他在工作中举步维艰。为此，他十分苦恼，但这是他自己的选择，所以他并没有怨恨，而是暗下决心，迎头赶上。后来，经过自己的不断努力，张磊不仅拿到了自学考试的本科文凭，而且在工作上也小有成就。

有机会让孩子自己做选择、做决定，这是赏识孩子、尊重孩子的体现。当孩子选择了一件事情，决定去做的时候，家长不能用成年人的思维方式去禁锢孩子的思想。应该支持和鼓励孩子到实践中去感受。这种对实践的体验和感受对于孩子的健康成长，以及培养他们自立自强的意识非常重要。

人的一生总会面临很多选择。如果一个人从小就有意识地培养自己选择和把握机会的能力，那么在以后的人生道路上，他就有可能不断抓住机会，走向一个又一个成功。相反，如果他从小凡事都靠父母替他选择和决定，久而久之，便没了主见，当他离开父母独立进入社会后，就很难做出果断而正确的选择，即使遇到机会，也只能让它擦肩而过。

让孩子自己决定，并不是让父母推卸责任，而是为了培养孩子的自主能力和责任意识，让孩子逐渐成熟起来。在生活中，不要让孩子一味地服从父母的决定，要让孩子用自己的意志选择或取舍事物；让他有自我决定的机会，并在决定事物的过程中，培养出肩负责任的自主性与积极性。

为了培养孩子自信、坚韧、主动、负责的优良品质，父母应该做到以下几点：

1. 当孩子通过自己的观察思考，对某件事情做出选择和决定时，父母应该给予热情的支持；

2. 当孩子的想法和决定有明显的不足和纰漏时，要心平气和地给孩子提出合理建议并加以指导；

3. 如果孩子的决定确实不合理，应该耐心地给他分析原因，让孩子主动放弃错误的想法，而不是简单粗暴地用父母的权威压制孩子；

4. 当孩子通过观察和思考对一件事情做出决定时，父母应该说，"我们支持你的决定"；

5. 当孩子为了自己的决定而努力时，应该鼓励孩子，并及时把你的鼓励传递给孩子，"继续努力，你一定能成功"；

6. 当孩子面对选择而犹豫不决时，作为父母，应该鼓励孩子自己决定，并明确地告诉他，"孩子，这件事情由你自己决定"。

◇ 批评少一点，赞美多一点

苏霍姆林斯基在一所学校当校长时，非常重视校园环境的整洁和美化。学校花房里盛开的玫瑰花鲜艳夺目，成了一道美丽的风景，吸引着全校师生驻足观赏，赞不绝口。

一天，苏霍姆林斯基像往常一样巡视校园。突然，这位教育家看到一个大约四岁的女孩从容地走进花房，举手摘下了一朵玫瑰花，随后拿着它往外走。

校长没有大发脾气的命令女孩站住，更没有疾言厉色地训斥一顿，而是慢慢地俯下身来，和颜悦色地问道："孩子，可不可以告诉我，你摘下来的这朵花是送给谁的？"

"先生，我奶奶病得很重，躺在床上。我告诉她学校花房里的玫瑰花开得真好看想使她高兴。可是，奶奶不相信。我只好摘下一朵来，让她亲眼看一看，开开心。"女孩保证说，"奶奶看完了，我一定把花送回花房。"

苏霍姆林斯基听完之后，被小女孩的一片爱心所感动。他牵着她的手返回花房，又摘下了两朵玫瑰花："孩子，这一朵是奖给你的，因为你小小年纪就知道关爱别人；另一朵是送给你妈妈的，感谢她养育了你这样一个懂事的孩子。"校长说完之后，把玫瑰花给了她。

对于苏霍姆林斯基的做法，有人可能弄不明白：摘了花还能得到赞许和奖励，简直不可思议。然而，这正是他的与众不同之处——理解别人，充满爱心，信任至上。在他看来，必须使孩子从小懂得如何热爱生活，热爱人类，从而树立一种做人的责任。

心理学家的研究表明，人们总是在自觉或不自觉地用别人的看法和态度来衡量自身的价值，对周围人的评价非常地在乎，于是产生了一种被肯定、尊重和赞美的强烈愿望。正因为如此，有时候一句赞许的话语所产生的鼓舞作用是难以估量的。特别是那些在人生征途上陷入困境或遇到挫折的人眼里，赞许和夸奖犹如漫漫长夜一团燃烧的火，温暖着自己颓废悲观的心灵。由于看到了希望和前途，他们有可能改变自己一生的命运。

一天，一个小男孩在家里照看妹妹莎莉，无意中发现书架上摆着几瓶包装漂亮的彩色墨水。他十分好奇，情不自禁地打开这些墨水瓶，然后用笔蘸上墨水，在地板上画起了妹妹的人头像。小男孩初次动笔，难以驾驭，难免在墙壁、窗帘、桌子上留下墨水污渍。不一会儿，家里就变得一片脏乱。

母亲回到家里，一见到这种情景，完全惊呆了。然而当她看到地板上那幅"画像"（说准确一点，其实只不过是一大团乱七八糟的墨迹）之后，她马上明白了其中的一切。这时候，色彩凌乱的墨水污迹在眼中似乎已经变得不复存在，母亲像发现新大陆似的指着"画像"惊喜道："哎呀！这不是莎莉吗？"她弯下腰，高兴地亲吻了儿子。

这个男孩名叫本杰明·韦斯特，后来成为一位享有盛名的画家。当有人问起成功的秘诀时，他总是说："是母亲的赞许使我成了画家。"

有位年轻人一直梦想着要当一名作家。但以他的条件，在一般人看来简直是痴心妄想。早在4年前他就中断了学业；父亲又因无力偿还债务而锒铛入狱；他不得不时常忍受饥饿之苦。终于有一天他找到一份工作，虽然只是白天在一个老鼠横行的仓库里贴鞋油标签，晚上和两个从贫民窟来的脏孩子睡在一间阴森静谧的房间里。他对自己的作品毫无信心，为免遭他人讥笑，只得趁着黑夜溜出去，把他的第一篇稿子寄走。结果真的很不幸，没有谁看上他写的东西，稿子被退了回来。很长一段时间，这种糟糕的情况依然没有改变，稿子写出一篇被退回一篇。但就在他几乎绝望的时候，终于有人看中了他的作品。虽然他没有拿到一分钱的稿酬，但得到编辑对自己价值的肯定，得到编辑的一番夸奖，早已令他激动万分，眼泪滚滚了。

就因为这一篇短文的付梓，和他所获得的赞美，改变了他的一生。假如不是那位编辑的赞美，他可能一辈子都要去做苦力，而他查尔斯·狄更斯的名字也无缘世界文学史册。

在我们这个世界上绝不止一个狄更斯因受赞美而成功，像杂货店店员出身的伟大的文学家韦尔斯，像双眼失明的伟大的作曲家史蒂夫·汪德尔，等等，他们都因赞美而光辉一生。

赞美的魅力，就在于如果一个行为总是紧跟着一个愉快的结局，那么任何人都将倾向于重复这个行为，并使之形成习惯。这是行为学家最初的假设。为证实这一点，他们进行了不计其数的实验。在一项实验中，有30名小学生被分为3组，并连续5天进行算术测验。一组学生自始至终都受到老师对他们前次测验成绩的赞美、表扬，另一组一直受到批评，而第三组则被冷落一旁、不闻不问。

不出所料，一直得到赞美、表扬的学生成绩要大幅提高，受到批评的孩子也有些改进，但不够明显；被忽视不理的学生，他们的成绩毫无长进。令人感兴趣的是，学习能力较差的学生对批评的反映不佳，他们需要赞美和表扬。事实上，赞美的力量作用于孩子内心之后，将产生多种功效，它能树立孩子的自信心和安全感，提高孩子的进取心，并逐渐鼓励孩子形成良好的自我意识。心理学家的研究证实，一个孩子的自我意识与父母对自己的看法，以及周围其他人对他的评价密切相关。当孩子得到有关他行为、学习成绩的积极反馈，以及对他缺点的建设性批评时，孩子的自我意识就会提高。这正是我要把赞美列为"培养成功孩子的五种力量"的原因。

赞美孩子是对孩子优秀表现的认可，是确立孩子良好自我意识的功臣。你可能多次听说过自我意识，所谓自我意识就是一个人在内心中对自我身份的定义，为自己贴上是一个什么样人的标签。他有着强大的力量。如果你认为自己是一个有能力、有才华的人，你就会发挥出符合你这样认定的一切天赋；如果你认为你是一个口才出众、善交朋友的人，你就会在社交场上神采飞扬、滔滔不绝。相反，如果你相信自己的脑袋就是不聪明，那么这个信念就会控制你的大脑，使它无法灵光起来。

人生就是按照自己所思所绘而实现自己的。很多时候，我们能不能完成一件事情，能不能做出一些成就，就在于我们对自己到底是一个什么样的认定。有什么样的自我认定就会影响并控制我们采取什么样的行动，并得到相应的结果，而所有的结果积累起来就形成了我们的命运。所以，我要特别提醒你，父母给予孩子最重要的东西就是确立孩子的自我意识，因为那将关系到你孩子的前途与命运。

一个懂得赞美的父母，会使他的孩子在潜移默化中去发现他人的优点，学习他人的优点，同时也学会赞美别人。而一个懂得真挚赞美他人的人，一定是一个受欢迎的人。一个受他人欢迎的人，又是一个极易打开自己成功通道的人。

◇ 我不想听"别人家的孩子怎么怎么样"

现在网上流行一句话，就是：有一种优秀，叫"别人家的孩子"。

有一次一群孩子接受采访，一个看上去不太言语的男孩，当摄像一对准他时，他冲着镜头说了一段特别精彩的话："每次我爸爸说我的时候，都要说，瞧人家孩子怎么怎么好，瞧你怎么怎么差，瞧人家孩子多聪明，瞧你多笨……我心里很不服气，我老想，你要觉得人家孩子好，你就给人家孩子当爸爸算了，干吗给我当爸爸！"

　　一段很朴实的话语，说得在场的人个个目瞪口呆，小男孩的爸爸更是瞠目结舌。相信小男孩爸爸的本意其实是想用别人家的孩子来激发自己孩子学习或者其他方面的斗志，但事实上，这样做不仅难以起到激励的作用，还会损伤孩子的自尊心、上进心，甚至影响孩子对父母的信任度，导致孩子对父母冷漠化。

聪明的父母应该让孩子"和自己比"，而不是"和别人比"，例如拿孩子这次成绩和上次成绩进行比较，拿孩子的优点和缺点来比较。由于家庭背景、成长经历等众多原因，每个孩子的发展速率、认知能力、生活经验、学习方式等方面都不相同，因此孩子即时的、外显的行为没有优劣之分。最好的教育是，每个孩子在学校中无论开朗还是内向，无论动手能力强还是语言能力强，都有机会进行选择，以自己喜欢和擅长的方式来活动。

但是，中小学也许不能做到尊重孩子的差异和个性，因此家长请不要给孩子施压，当自己最亲近的人也觉得别人家的孩子比自己好的时候，孩子的自信和自尊可能会受到永久的伤害。

对于幼儿来说，他的自我意识最初是通过成人的评价获得的。而对于年长的孩子来说，家长能够发现自己孩子的独特之处，会让孩子在成长的过程中对你充满感激。

此外，如果确实觉得别人家的孩子在某一方面值得自己的孩子学习的话，那么最好先对自己的孩子表现好的方面给予表扬和肯定，然后再客观分析别的孩子表现比较好的方面，之后才在此基础建议孩子如何学习别人的长处，这样孩子的心理会更容易接受。

我们总是一眼就能洞察别家孩子的优点，却对自家孩子的长处视而不见。我们也总是不遗余力地去夸赞别家孩子的优秀，却对自家孩子吝惜一句真心的赞美。

被尊称为教育史上哥白尼的捷克大教育家——夸美纽斯曾经说过："应当像尊敬上帝一样地尊敬孩子。"是的，人性之中最本质的需求就是渴望得到赏识，就精神生活而言，每个幼小生命仿佛都为了得到赏识而来到人世间，谁也不是为了挨骂受气而活着的。

就我们成年人而言，谁都愿意和赏识自己的领导做事，和赏识自己的同事共事，谁也不愿意与对自己整天横挑鼻子竖挑眼，吹毛求疵的人共事，孩子与大人们又有所不同，大人们在这个单位不被赏识可以调到别的单位去，而孩子们呢，只有这一个家，如果不被父母赏识，那他们又该到哪里去呢？所以说，学会赏识，应当是每个家长该学习的。

哪怕是天下所有的人都看不起我们的孩子，做父母的都应用欣赏的目光来迎接我们的孩子，为他们感到自豪，这才是每个孩子的成才之本。

当今的家长们，一提到教育孩子的问题差不多都是一把辛酸泪，这是为什么呢？这是我们教育孩子的心理错了位，太望子成龙、望女成凤了，这样反而加大了孩子的逆反心理。

我们的孩子就是我们的孩子，人家的孩子再好，那毕竟替代不了自己的孩子。当代家长们，只要我们执着地相信，我们的孩子才是世界上最棒的，哪怕孩子跌倒一千次，也要坚信他们在一千零一次能站起来，去为他们加油，去为他们呐喊，去为他们鼓劲，去为他们争取人生的辉煌！

◇ 尊重孩子的每一个意愿和想法

鲁迅在《随感录二十五》中说："小的时候，不把他当人，大了以后，也做不了人。"一个人的成长环境和教育环境都是非常重要的。家庭环境是其一，教育环境就是父母当孩子榜样和父母对孩子的尊重与支持。所以不要把小孩单纯当小孩，因为他有自己的独立思想，独立意识。

在现在很多家庭里，对于孩子的很多事情，大部分父母全部替他做好了，小到穿什么衣服、买什么玩具，大到上什么学校、报什么兴趣班。结果呢？孩子的意愿和想法都被我们扼杀在了萌芽状态。

孩子随着年龄的增长，他的自主意识也在不断增强，他开始探索这个世界，思考他所遇到的每一件事情，逐渐有了自己的意愿和想法，他们越来越希望父母能理解他，希望父母能尊重、认可和支持他。如果父母无视了他的想法，或者对他束缚太多，他会感到喘不过气来，心理会产生沉重的包袱感，精神也会很紧张。

长期受到了那样的束缚，不仅容易产生压抑的心情，对性格培养也会受到阻碍。可能会产生疏远父母的心理，可能抗拒、反感父母的管束。与父母产生严重的矛盾，这就对孩子的心理健康成长产生了影响。

美国著名的心理疗法专家詹姆斯·温德尔认为："8岁是孩子敏感的年龄。他关心别人对自己的感觉，他的感情容易受到伤害……这一年龄的显著特点是孩子开始倾向于自立。"因此，父母对孩子能勇敢地提出异议与主张应感到高兴，因为那是个性、健康与独立发展的表征。

一般父母习惯站在自己的角度对孩子的行为做出评价，约束孩子的选择。若是长此以往，父母会很累，因为渐渐地孩子就会丧失自我决定与负责任的能力。今天社会变迁迅速，孩子将来要面临多种选择和决定，能力的缺乏只会带来恐惧、紧张。中国台湾的一位心理学家认为："孩子有这方面的训练，在面对压力前，将会有较少的焦虑和恐惧，较能想出种种答案。"

问题解决技巧在日常生活也同样重要。人生永远离不开问题，如果能不为问题所屈服，问题会使生活更有趣。如果我们知道如何去解决问题，问题反而成为令人兴奋的假想敌人。真正快乐的人并非是没有问题的人，而是知道如何去解决问题的人。

在孩子看来，如果我们不经过他的同意就替他做决定，他会认为我们不尊重他。凡是涉及孩子的事情，不管是他自己的事情，还是家里的事情，父母不妨多听听孩子的意愿，参考孩子的意见，尊重孩子想法的同时，让他有自己的决定权，从而在这期间得到锻炼，得到经验，这也是成功的先决条件，能使他在以后的生活和工作得到运用。这样，我们不仅可以得到孩子的尊重和信任，更可以让孩子快乐、自信地成长。

许多父母也想尊重孩子的意愿和想法，但往往不知道怎样做才能更好地尊重孩子的意愿和想法。那么，你不妨按照下面的方法来做做看。

1. 在与孩子沟通的过程中，不要总是对孩子说："你这样不行！""我说的话没错，你得听我的！""不听老人言，吃亏在眼前。"而是要经常对孩子说："我认为……你觉得呢？""我觉得这样不太好，因为……"这种沟通方式能够充分尊重孩子的意愿和想法。把孩子置于平等的地位。

2. 即使孩子的想法不切实际，即使他的想法很幼稚、天真，我们也不要嘲笑、打击他，更不要忽略和压制他，而是让他勇敢、大方地说出来。这样不仅可以锻炼孩子的思考意识和表达能力，而且还可以更进一步了解孩子的真实想法，从而纠正妨碍他成长和发展的错误思想。但凡一个有思考的孩子，都拥有自己的想法。而且，在某些问题上，他可能会有独到的见解。

3. 当孩子在父母和客人谈话时突然想要发表自己的看法时，不要打击和压制他，而应该说："好吧，孩子，你也来说说你的观点！"当孩子主动和父母谈起他对某件事情的想法时，也不要不耐烦地敷衍了事，而应该对孩子说："孩子，来，我们一起聊聊。"

若是你尊重孩子对自我世界的决定，那么，他会因而发展出自我约束能力，从而会有一种成就感、自我价值感和责任感，这对孩子的一生来说都是很重要的。对每个人来说，只有自己才能真切地决定未来的一生如何度过。所以，不要尝试去干涉孩子对自我生命的决定！

◇ 理解万岁，与孩子平等交流

孩子虽然还小，但是如果父母想跟他做朋友，就要用真诚与孩子进行平等的交流。当父母的心与孩子的心走到一起，迸发出爱的火花的时候，父母和孩子就成了最真诚的伙伴，最要好的朋友。

有个妈妈曾经这样回忆：

记得儿子四岁那年，我为了养家糊口，能够全身心地投入工作，于是我把他送到乡下奶奶家。在那以后的日子里，我们母子俩只有一个月才见面一次。每当我们见面时，儿子就说："妈妈，我们说说话吧。"有一次他哭着向我说："妈，我知道你忙，没时间陪我，可你能不能把我送去幼儿园呀？这样我们就可以天天见面了。"我鼻子一酸。第一次学着与儿子商量："儿子，妈妈何尝不希望天天与你见面，听你讲幼儿园的事呢？可是，你爸爸老是出差，妈妈还要上夜班，何况妈妈的工作又挺严格的，来不得一点粗心大意。这样做，你晚上一人在家，爸爸妈妈都不放心的，因为你还小。"儿子听懂了，点点头说："那我就在奶奶家待着吧，你们就不用担心了。"

然而，真正感觉到"商量"的魅力是在儿子上中学以后。有一次，儿子

第三篇
如何培养孩子心理健康习惯

同学过生日，他们提出去那同学家住一晚，我没同意，理由是，老师说了，不让到同学家过夜。当时，我们谁也没有说服谁，儿子也没有再坚持。

过了一会，儿子忽然问我："妈，当您做了一桌很丰盛的菜，可客人临时说有事来不了，您会是什么心情？""那我当然会伤心。"我坦白地说。"这就对了。"儿子一拍大腿说，"您想想，人家的妈妈听说我们要去，把晚饭都准备好了，屋子也收拾了，可我们又不去，人家不是白准备了吗？也一定会伤心的，您说是不是这个理？""道理是这样，可学校开家长会说了，有几个学生去别人家过夜，家长们有意见，所以不同意这样。"我再一次提出反对的理由。"那几个同学是事先没和家里商量好，让家长着急了，家长当然反对了，我这不是和您商量吗？"儿子耐心地解释说。

我觉得儿子说的确实有道理，最终答应了儿子的请求。

两代人的沟通，最重要的是相互理解、相互尊重。而实现相互理解、相互尊重的方法是——学会商量。

妈妈是孩子睁开眼睛第一个看到的人，她是孩子最好的老师，更是孩子最好的朋友，想要为自己和孩子之间建立起沟通的桥梁，打造良好的亲子关系，首先要注意的是和孩子保持平等。我们应该暂时忘记自己的年龄，站在孩子的角度看待事物，思考问题。只有这样才能更明白孩子的心思，才能更好地引导孩子成长成才。

那么究竟怎样做才能真正意义上做到与孩子平等交流，平等沟通呢？看看下面的几点建议，希望给好妈妈们有所参考：

1. 从人格上与孩子真正平等

所谓人格上的平等，也就是放下家长的架子，平等对待孩子。这是父母与孩子平等交流的前提。

说到平等，很多家长都认为这是一件很简单的事情，但是真的落实到实际行动上，却根本不是那么回事儿，有的家长想了解孩子，或者想知道孩子最近学习如何，就以一种命令的口气说："儿子过来，跟妈妈说说你最近表现怎么样呀？"有的说"小强，过来给妈妈汇报汇报。"完全是一种高高在上的口气和作派，孩子这时候虽然来了，可内心在想"挨批的日子又到了"，"在学校老师批评我的事情可不能让他们知道"。于是乎，家长想听到的没听到，孩子想说得没说出口，交流进入一个恶性循环的"怪圈"！

所以说平等不仅存在于大人之间，大人与孩子之间尤其需要平等。每一个成长中的孩子，即使是刚刚学步的孩子，也都有这种渴求。家长与孩子人格上的平等，这是父母与孩子平等交流的前提。人格上的平等表现在尊重孩子，在孩子犯错误时宽容，在孩子做事的时候把他当作大人。平等地进行沟通和交流，只有这样，孩子才能将自己想说的话说出来，家长才能听到自己真正想听的话，才能真正达到平等沟通的目的。

2. 不能把自己的意志强加给孩子

由于独生子女政策的推广，现在每个家里一般只有一个孩子，家长的指望也比较集中，都希望自己的孩子能够成龙成凤。为了让孩子不输在"起跑线上"，我们的父母给孩子报这个班那个班，可谁真正征求过孩子的意见？这些父母的意志让我们的孩子成了报班专业户、成了学习的"奴隶"。"爸爸妈妈请理解我们，别再强迫我们补习了"。这是很多孩子的呼声。这时候家长也感到委屈地说："我这么替他操心，容易吗？"然而孩子们不但不领情，反而加剧了逆反心理，尤其是进入青春期的孩子，他们更愿意固守自己的意志而拒绝家长的好心安排。

3. 父母要树立向孩子学习的观念

孔子曰："三人行，必有我师焉。"平时在社会上我们是这样认为也是这样做的。可如果说我们和孩子在一起，而老师是孩子，有些家长就接受不了了，会说："一个小屁孩儿，他懂什么？我还要向他学习？"有的会说："平时压着还直蹦呢，这样一来他还不直接跳到天上去！"这些都是没有真正平等看待孩子的表现。其实，孩子真的可以教会我们很多，例如一些高科技的东西，孩子不到半个小时就能轻车熟路，而家长却不行。孩子懂得的流行话语，经常让做妈妈的一脸茫然。此外孩子对事情的乐观，对社会的看法，对父母的宽容，对生活的好奇，都是作为大人的我们应该学习的，倘若能够掌握这些要点，那么父母一定可以和孩子相处和谐。

4．和孩子进行"朋友式"的交流

"与孩子交朋友"是许多教育专家的建议，也最能体现人格平等。父母们也普遍能接受这个观点，有和孩子交朋友的愿望，可结果往往不是那么回事。主要原因在于：和孩子交朋友目的不纯。许多家长并没有真正地放下家长的架子，和孩子以诚相待，他们交朋友是有目的性的，是为了更好的管孩子、是为了让孩子更听话。于是乎，孩子很快识破了这种虚假的平等而不屑于与家长为友。从而继续把自己的小秘密放在心里，因为他们认为这样做才是最保险的方法。这就是为什么孩子不愿意把心里话告诉家长的原因。

以上四点告诉我们，如果想做孩子的好朋友，父母们还是要多花些心思，积极地与孩子多多交流，以平等的心态去面对孩子。只有这样才能与孩子建立良好的亲子关系，孩子才更愿意把自己的小秘密说出来，才更愿意接受爸爸妈妈的这份真诚的友谊。总之，在和孩子的交流和沟通中，只有父母愿意放下做家长的架子，虚心向孩子学习，不把自己的意志强加给孩子，真诚、平等和孩子进行沟通、交流。我想您和孩子会相互理解、相互信任，一家人会其乐融融，开心快乐。

◇ 帮助孩子结交朋友

"人之初，性本善，性相近，习相远。"一个孩子一生下来差别应该是很小的，可是由于后天成长的环境不同，人与人之间的差别才会显现出来。

翔翔的妈妈是一个性格内向的人，平时不善于与别人交流，翔翔的爸爸也不是特别外向的人。妈妈很担心翔翔也这样，所以在这一点上妈妈很注意培养他与别的小朋友的交往。比如，妈妈经常在空闲时间带他下楼与小区里的小孩子一块玩。刚开始，小朋友们是各玩各的，后来慢慢长大，彼此间渐渐地相互熟悉了，就在一块儿玩得很好。有时天黑了，该回家了，孩子们都不想分开。在一块儿玩时，大人也可以交流经验，把自己带的好吃的分给别的小朋友，让孩子们从大人身上体会到与人交往、分享的快乐。

孩子如果不合群，首先家长应积极创造一种环境，让孩子先找到和自己示好的小伙伴，找到和小伙伴玩的兴趣，激发他合群的动机；如果孩子老和别人玩不到一块儿，家长还可以从自己孩子身上找一找原因。另外家长应该给孩子做一个样板，让孩子看看自己和别的大人是怎样交往的。

怎样帮助孩子结交朋友呢？

1. 家长做孩子交友的榜样

家长要用自己对朋友和周围邻居的真诚感情影响孩子，还要常常带着自己的孩子到邻居和朋友家做客，使孩子体会到和别人交往是件愉快的事。

2. 家长创造条件促使孩子与同伴交往

开始时，家长要主动地邀请小朋友到自己家里来做客，并带着孩子热情地招待小伙伴，鼓励孩子把糖果、玩具拿出来和小伙伴分享。家长应逐渐要求孩子自己找小伙伴玩耍，还要教育孩子在与同伴接触中主动地招呼同伴、接近同伴、帮助同伴。当外出游玩时还要嘱咐孩子与同班小朋友结伴同行。

3. 家长应该教育自己的孩子不要怕吃亏

如新的玩具、图书等应让孩子跟自己的同伴一起分享。家长对自己的孩子要严格要求，不纵容包庇。当自己的孩子有拔尖的表现时，应该启发诱导、教育孩子多听听小伙伴的意见；当自己的孩子和小伙伴发生争吵时，不可偏袒自己的孩子，要进行公平调解；当自己的孩子对小伙伴表现出宽厚、谅解时，应该予以肯定和表扬。

这样，孩子在与外界的接触过程中，增长知识、开阔眼界、结交伙伴、培养独立生活能力，从独生子女自我性的心理，逐步转化成自觉性的群体心理，从而获得心理的全面发展，形成良好的人格萌芽。

第9章

内心强大的孩子，未来才有无限可能

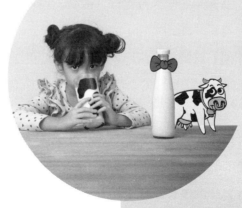

◇ 如何培养孩子乐观的心态

关于乐观，法国作家阿兰在论述"把快乐的智慧用于和烦恼做各种各样的斗争"时说："烦恼是我们患的一种精神上的近视症，应该向远处看并保持积极乐观的心态，这样我们的脚步就会更加坚定，内心也就更加泰然。"

如果这会儿下雨了，就要引导女儿说："下雨了。"而不要说"该死的天，又下雨了。"因为这样说并不能改变下雨的事实。当然，就算说："太好了，又下雨了！"也不能使雨天发生任何改变，可是如果把这种话说给孩子听，情况就大不一样！"瞧，太好了，又下雨了！小鸟在歌唱，小草也在歌唱，它们都得到了雨的滋润。"这样就会把快乐传递给孩子，让他学会无论面对何种环境，都保持一种愉悦的心情。

一位外国大提琴家的童年故事可以说就是一个绝好的例证。有一天，他拖着比自己身体还高的大提琴，在走廊里迈着轻快的步伐，心情显然好极了。一位长者问道："孩子，你这么高兴，是不是刚拉完大提琴？"他的脚步并没有停下："不，我正要去拉。"这个7岁的孩子懂得一个许多大人不懂的道理：音乐是一种愉快的享受，而不是我们不得不做、必须忍受的工作。

"乐观是一种性格倾向，使人能看到事情比较有利的一面，期待更有利的结果"。也许有些孩子天生就比较乐观，有些孩子则相反。但心理学家发现乐观思想是可以培养的，即使孩子天生不具备乐观品质，也可以通过后天的努力来实现。

1. 在有意义的活动中感受快乐

快乐的最重要的来源是成就或创造的成果以及完成了有意义的活动。快乐随着努力完成某种成就而产生，例如孩子蹒跚着从远处走到母亲面前，他体验着的是真正的快乐，因为他做完了一件事情，他得到了成就。在成功中，孩子得到快乐的同时，也体验到了力量和信心，有助于自我的肯定。

2. 教会孩子与人融洽相处

和他人融洽相处者的内心世界较为光明美好。父母不妨带孩子接触不同年龄、性别、性格、职业和社会地位的人，让他们学会和不同类型的人融洽相处。当然，孩子首先得学会跟父母、兄弟姐妹以及亲戚融洽相处。最重要的是，家长自己应与他人相处融洽，做到热情、真诚待人，不在背后随意议论别人，给孩子树立一个好榜样。

3. 让孩子爱好广泛

一个孩子如果仅有一种爱好，就很难保持长久的快乐感觉。试想：只爱看电视的孩子一旦晚上没有合适的节目时，心头必然会郁郁寡欢。相反，如果孩子看不成电视时爱读书、看报或做游戏，同样乐在其中。

4. 保有一颗平常心

乐观的人可以坦然地面对一切，成功和失败，痛苦与幸福。现在的孩子多是在温室中长大的，经历的风雨不多，意识不到艰难的存在，更别说怎么去面对了。

让孩子接触各类事物，接触的事情多了，见多识广，心胸自然就开阔，悲观思想便不容易产生了。用平静的心态去对待，并不是消极地面对世界。要让孩子积极参加各种活动，开始时，可以暗示孩子主动提问、主动要求、主动学习。紧接着，当孩子主动行动了，父母要用表扬、奖励等方法强化孩子的自主观念。

5. 引导孩子学会摆脱困境

即便是天性乐观的人也不可能事事称心如意，也不可能永远快乐。父母最好在孩子很小的时候就注意培养他们应对困境、逆境的能力。要是孩子一时还无法摆脱困境，还可以教育孩子学会忍耐，或在逆境降临之时寻求另外的精神寄托，如参加运动、游戏、聊天等等。

6. 创建快乐的家庭氛围

家庭的氛围，家庭成员之间的关系，在很大程度上会影响孩子性格的形成。研究表明，孩子在牙牙学语之前就能感觉到周围的情绪和氛围，尽管当时他还不能用语言来表达。可以想到，一个充满了敌意甚至暴力的家庭，绝对培养不出开朗、乐观的孩子。

◇ 学习理财，从娃娃抓起

致富思维：

穷人："辛辛苦苦一辈子，怎么着也要给孩子留点钱。"

富人："钱是永远嫌不够的，留给孩子再多的钱，也有花完的一天，不如教育孩子，教会孩子怎样去挣钱，让孩子懂得打理钱财。"

现在的父母似乎越来越喜欢用零用钱来表达自己对孩子的爱，于是孩子的零用钱越来越多。对于孩子来说这些钱来得容易，花得也就容易，轻轻松松几十、几百就甩了出去。问题是，孩子现在养成了大手大脚花钱的习惯，等将来他们长大后发现挣钱并不像想象中的那么容易怎么办？做"月光族"吗？做"啃老族"吗？因此，父母们应该从现在开始就培养孩子勤俭的性格，这样，孩子长大后才能更好地照顾自己。

请看一个小学四年级的孩子，在一个星期天的生活记录：早上 9：20 起床，匆匆吃过早餐后，约了三个同学一起去网吧玩，中午的午餐是在麦当劳里解决的，这个孩子点了 158 元的食物和伙伴们一同享受。午饭过后，几个孩子又去逛了逛体育用品商店，他又给自己买了一个 125 元的篮球，而事实上他已经有两个篮球了，同时又买了两双价格 58 元的运动袜。下午 3 点钟，他们又在网吧里玩了会儿游戏，然后几个孩子各自打车回家了。

一个小学四年级的孩子，一天的花费竟然高达 300 多元。教育专家不停地在向社会呼吁："再富也不能富孩子！"然而我们面对的现实却是，孩子手里大都拿着来自父母和亲朋好友给的零用钱，衣袋里装着几十元、几百元、甚至上千元！而且家长又不教孩子怎样使用零用钱，于是孩子们就开始任意挥霍：去歌舞厅、游戏厅，甚至抽烟，这些学生虽属少数，但金钱的影响已经严重地腐蚀了他们的灵魂。

一个小学三年级的孩子说："妈妈一天给我 30 元，除中午吃饭之外，剩下的钱买零食。"一天 30 元，一个月就是近千元！孩子的浪费现象和无视节俭的作风由此可见一斑。

其实，在一些发达国家，父母给孩子零用钱也是一件极其普遍的事，因为零用钱是承认和满足孩子的合理经济需求，对于每个小孩的生活和教育有着重要影响，但他们同时强调要培养孩子的节俭意识，教孩子合理使用零用钱，利用零用钱来培养孩子的责任心和自理能力。

美国亿万富翁小洛克菲勒对孩子的零花钱如何发放和如何使用的问题就极其重视。他每周六给孩子发放下周的零用钱，自孩子 7 岁开始，每周发放 3 角钱，并给孩子配有一本小小记事本，要求孩子把每周零用钱的出入账都记录得清清楚楚，还要能够说出钱为什么这样花。在下一次发放零用钱的时候，孩子们要一一报账，家长满意的就可能多得到一些。每个孩子都试图把自己的钱用得更合理些，也就学会了节俭。

所以，在家庭教育中，家长如何给孩子零用钱，如何指导孩子使用零用钱，也就不能看作是一件无足轻重的小事。因为这不仅关系到培养孩子文明、科学、健康的消费观念，同时也是让孩子学会对自己的行为负责，这是培养其责任心和自立能力的一个途径。

一些家长在给孩子零用钱时往往存在着误区，比如有些家长把零用钱与对孩子的奖惩挂钩，而有的家庭，在孩子学习得到好成绩时就给奖金，如考试成绩好奖给 10 元，作业写得好奖给 5 元等等。这就把鼓励的方向搞错了。因为把学习搞好是学生的责任，没有必要额外再给奖金，更不应该把分数与钱数规定出比例，得 100 分给 100 元，得 60 分给 60 元等等，这样就误导了孩子的学习目的，成了为钱而学习。同时，这些孩子在拿到家长的奖金后，往往大肆挥霍，如果家长干预，孩子就会说："不是奖给我的吗？不让我花，奖励还有什么意义？"因此，家长要让孩子合理使用零用钱，首先是要给好孩子零用钱。一是数量要适当，数额要根据家庭经济状况和孩子的合理需要统筹考虑。一般以够支付孩子合理的开支为限，不宜多给，也不宜少给。二是时间要适宜。零用钱可以选在一个有纪念意义的日子开始给，如小孩上学的第一天等，告诉孩子这笔钱的用处，并使他懂得自己在家庭中的地位和责任，之后可以定期给。

小洛克菲勒对自己做法的解释是："我要他们懂得金钱的价值，不要糟蹋它，不要乱花乱用，要把钱花在益处。"这就是在告诉我们，给了孩子零用钱就是教会孩子如何用好这笔钱，告诉孩子这笔钱可以用在什么方面和最好用在哪些方面，使零用钱用得其所，发挥它的最好效益。

生活中，家长给孩子零花钱的数额应当把握在孩子有能力支配的范围之内。无论孩子年龄多大，家庭经济条件多好，为孩子花钱都要有节制，并且心中有数。零花钱的多少并没有一个定值，主要依据孩子的年龄及其一周的消费预算来确定。这些开支包括：买零食，孩子日常必需的开销，如车费、午餐和学习必需品的费用，再增加一些额外的钱，以便为存钱创造可能性。对于过生日时的钱、过年的压岁钱等，大多超出了孩子平时零用的数额，父母应建议孩子把钱存入银行，千万不能任其无节制地使用。作为父母，要对孩子的零用钱进行管理，培养孩子的节约意识，锻炼孩子的理财能力，让孩子从小养成勤俭的个性，这样孩子将会受益终生。

◇ 榜样是一种无形的力量

孩子的生活、学习和成长问题，无论在何时何地，都是成年人最关心、最重视、最愿意投入却也最感到头痛的一桩事。

一位国际幼儿园的老师观察到一种有趣的现象：各国的孩子在一起玩沙土，一个外国孩子用小铲子把沙子往漏斗里装。漏斗会漏，总也装不满，他就用手指头塞住漏斗底部，等沙子装满就把漏斗挪到瓶子口边，再放开手，让沙子漏进瓶子。由于没有经验，从孩子拿开手指到把漏斗底部对准瓶子口，沙子就漏得没多少了。但这孩子没有一点儿不耐烦，他一点一点儿地做着、做着。终于，他在一次次的反复中"开窍"了：他先将漏斗口对准了瓶子再往里面装沙子，很快瓶子就装满了。孩子笑了，高兴地看着身后的妈妈。而他的妈妈，更是一个劲儿地拍手鼓励着孩子。

另一位中国孩子的妈妈却是另一种做法：当孩子拿起漏斗，沙子从底部漏掉时，妈妈立刻蹲下说："来，妈妈教你！把漏斗对准瓶子口，再把沙子从这儿灌下去。"

　　中国的家长什么都愿意为孩子做，认为自己多替孩子做一些，孩子就少辛苦一些。他们并没有意识到，让孩子"走冤枉路"的过程，其实是积累财富的过程。一些创新性的发现都是通过"走冤枉路"而得到的，而且孩子自己通过辛苦付出得来的成果会感到特别的甜美。让孩子获得现成知识或经验的做法，不仅剥夺了孩子从失败中学习和积累的机会，也剥夺了让他证明自己、获得自信的机会。

　　父母对待孩子的态度可归纳为三：一是对孩子事事管、时时管、处处管，替他做了很多事，效果却不好，甚至事与愿违；二是什么都不管，什么都不做，放任自流，不闻不问，结果可想而知；三是科学地管、适度地管，做得不多，但却在轻松愉快中让孩子健康成长。很显然，父母在对孩子的管理上应该选择"有所为有所不为"，该管则管，该放就放。

　　好多家长都抱怨自己的孩子在行为方面不怎么好，不尊重人，斤斤计较；而别人家的孩子落落大方，彬彬有礼。其实这与父母的言传身教大有关系。父母在儿女心目中的地位是任何人也取代不了的。家长，特别是父母，是子女教育的主要负责人和执行者，是最直接、最重要的教育者。人生最初的道德观念、是非标准、为人处世准则是从家庭中得到的，幼小的孩子没有与社会接触、交往的经验。首先教他们认识周围的人和事物的是父母。父母怎样对待生活、工作、学习，怎样对待社会、同事、邻里，怎样为人处世、能否区分好坏，往往有意无意地被孩子模仿和吸收，要想使孩子具有什么品质、修养，父母首先应该具备这些品质和修养。从这个意义上来说，父母就是孩子的镜子，孩子则是父母的影子。因此，家庭教育的成功取决于家长的素质和家长自我教育的水平。

　　家庭教育是一种生命的教育，而榜样是一种无形的教育力量。所以，家长对于自己的心理素质、品德素质、智能素质和教育能力等各个方面都要不断自省、改进、提高，要配得上做子女的"好榜样"，做到以自己健全的人格对孩子进行感染、熏陶和塑造。"其身正，不令而行。其身不正，虽令不从。"

说的正是这个道理。

因此，作为父母，注意自己在孩子面前的形象，在言谈举止上处处以身作则，给孩子树立好榜样，让自己真正成为孩子一面光亮的镜子，引导孩子向好的方向发展，引导孩子用切实的行动去求真，求善，求美。

◇ 授之以鱼，不如授之以渔

一只小猫自己不会抓老鼠吃，总是猫妈妈抓到了喂给它吃。有一天，猫妈妈要出门办事，几天不能回家，临行时非常发愁，不知道留下小猫应该怎么办。后来猫妈妈想了一个办法，烙了一张特别大的饼，在中间挖了个洞，把它套在小猫脖子上。猫妈妈走了以后，小猫每天只吃自己眼前的这一块饼，因为它不知道怎么把脖子后面的饼转到前边来吃。过了几天，猫妈妈回来的时候，小猫已经饿得奄奄一息了。

孩子天生好学，对什么事情都感到新鲜，都想动手，因此若要说某个孩子从小就懒，是不符合实际的。孩子的懒，多半是家长持续"教育"的结果。无异于一个教练从来不训练队员，而在比赛时却要球队一定要赢球，这可能吗？要把孩子当成独立的个人来教育，而不是一个只会衣来伸手、饭来张口的书呆子。读书学习固然重要，但孩子长大成人进入社会，任何书本知识也不能代替自理、自立和劳动美德。

我们的老师都明白这样一个道理，教给孩子一个定理并没有什么大的作用，让孩子学会使用这个定理来解决问题，才是老师教育的目的。

同样对我们的家长来说，正如"授之以鱼，不如授之以渔"之教育理念，传授给孩子既有的知识，不如传授给孩子学习知识的方法。道理其实很简单，鱼是目的，钓鱼是手段，一条鱼能解一时之饥，却不能解长久之饥，如果想永远有鱼吃，那就要掌握钓鱼的方法。

道理谁都懂，但问题的关键在于我们在家庭教育中如何实践。

1. 增强孩子的生活自理意识

家长无条件的包办代替，使孩子形成一种错误认识：自己不愿意干的事情，父母会帮着干（要喝水了，父母会端水来；要起床了，父母会给穿衣服……）。因此，父母必须通过各种形式，让孩子知道，自己已经长大了，要不怕苦，不怕累，自己的事情自己做。可以对孩子进行正面教育，增强孩子的生活自理意识。如通过谈话"我是乖宝宝""我长大了""我学会了……"等活动，利用提问、讨论、行为练习等形式，让孩子意识到自己有能力干好一些事情，为自己会干力所能及的事情感到高兴。

再如在语言活动（诗歌、故事、看图讲述等）中，帮助孩子充分理解作品内涵，通过作品中角色的行为，使孩子受到感染、教育。也可以通过分辨不同行为（能自理的与不能自理的），巩固孩子的生活自理意识，为孩子准备不同行为表现的各种图片等，让孩子在比较中提高对自理行为的认识。还可以举例用其他的小朋友做比较，来激发孩子上进的意识。

2. 启发孩子想办法解决问题

星期天，5 岁的埃文和小伙伴们在草地上一起踢球，妈妈在一旁和邻居聊天。突然，埃文叫喊着跑到妈妈面前："凯里刚刚踢了我一脚！"这时，凯里也跑上前来："是他先骂我的！"

如果妈妈为了平息孩子们的争执，对埃文承诺："如果你能和小朋友一起好好玩，我就给你买你最喜欢的玩具。"如果这样做，永远达不到帮助孩子成长的效果，甚至会让孩子产生错觉：就算是表现得不好，也能得到好处。

如果孩子之间起了纷争，家长首先要让孩子说清发生争执的原委。一旦了解了事情的真相，妈妈可以有针对性地帮助孩子们认识他们之间发生矛盾的原因，尤其是他们各自存在的问题。可以告诉孩子，骂人和踢人都是不友好的表现，不能因为别人先做错了，自己就可以做不好的事情。然后在孩子们都认识到自己的问题后，让他们学会向对方认错、道歉。

3. 让孩子自己面对矛盾

游戏场里，3岁的吉米见尼尔在秋千上玩得乐不思蜀，他也想玩，但尼尔就是不肯下来。没办法，吉米只得到妈妈那儿求助，希望妈妈叫尼尔下来，让自己也能玩一会儿。

如果此时吉米妈妈上前叫尼尔下来，让给吉米玩，容易引起孩子之间的嫉妒和不平衡。也容易纵容孩子一遇到困难或麻烦，就本能地找父母或老师解决问题的习惯。

在这个过程中，妈妈应多用"你有什么好的主意？""你觉得你们应该怎么做？"等提问，让孩子感到自己有权利也有责任去思考如何解决自己的问题。

4. 教孩子做家务要从小抓起

赵锡成出生于上海，是美籍华人，现任美国福茂集团董事长。他共有六个女儿，其中长女赵小兰现任美国交通部部长，是华裔在美国政府职位最高者，四女儿赵小甫现任通用集团副总裁法律顾问，五女儿赵小婷在哥伦比亚大学攻读教育学博士学位，小女儿赵安吉毕业于哈佛商学院，现任福茂集团副总裁等。

赵锡成介绍，他一直很注重培养孩子的独立自主能力。尽管家庭经济条件不错，但是他并不想让孩子娇生惯养，养成不劳而获的坏习惯。从很小起，他就要求六个女儿在家里分担家务。如每天早晨，她们要出去检查游泳池的设备，捞出水上的脏东西；到了星期日，则要整理院子，把杂草和蒲公英拔掉。

小女儿赵安吉在未成年时，已经负责处理家里的账单，将圣诞卡的邮寄名单输入电脑，并接听晚上的电话。

有的家长把让孩子帮自己做家务，仅仅看作是帮自己的忙。因为自己有时间可以把家务做得很好，就不让孩子做。有的家长让孩子帮着做，孩子刚开始往往是帮"倒忙"，而不再让孩子干。更多父母在孩子小的时候总是舍不得让他一起参与家务，这样，孩子会养成以"家务活可以不必干"的习惯，或者用"不会干""干不好"为理由来推脱。这种好逸恶劳的习惯一旦养成，对孩子身心的健康成长都会起到一个消极的影响。

5. 引导孩子的好奇心

每个孩子都有他们强烈的好奇心，父母应该激发孩子强烈的求知兴趣。因为兴趣是孩子最好的导师，孩子一旦对某方面知识产生了浓厚的兴趣，他们便会在兴趣的感召下，积极主动地去钻研探索。家长要善于发现孩子的好奇心，呵护孩子的好奇心，引导孩子的好奇心，用好奇心的星星之火，燃起孩子强烈的兴趣之火。

6. 让孩子了解他的特长

当孩子感受到自己的出色才能时，会明显的提高自己的学习兴趣，让孩子知道自己的特长，也能提高他的自尊心。比如孩子今天受到了美术老师的表扬，家长可以激励孩子说："我们的小画家回来了，再接再厉，我们的孩子一定能够成功。"这样一来，孩子就会很高兴，家长的激励也就达到了目的。

7. 培养孩子积极自信的良好心态

心态就是个人平时的心理感受，既包含你的情绪状态，也有你对世界的认识和反应。一个人的心态决定其能力的发挥。当孩子对学习和人生充满坚强的自信心的时候，他们才能以乐观进取的精神，积极地求知学习，实现学习的目标和人生的理想。一个自卑而悲观的孩子，决不会积极主动地去学习，他对于学习一定是消极被动的。所以，家长要促使孩子自觉主动，必先引导他们塑造积极自信的良好心态。

◇ 培养孩子自主、独立的性格

美国心理学家开展了一项对 1500 名儿童长达 30 年的追踪调查。

调查结果显示：一个人取得成就的大小并不在于智力的高低，而是在于一个人的个性和品质。与 1500 名中 20% 的成功人士比较，那些成就低的人往往缺少坚强的毅力、独立个性和勇往直前的品质。而在这些品质的背后，是一个人是否能够成为自己主人的素质。

在澳大利亚，有钱人家的孩子一般从小就被家长送去学开船，教练常常把船泊在浅滩上，船底船身难免会沾满沙子。本杰明的工作就是用抹布、清水把它们清洗干净。11 岁那年，他趴在船身上，在太阳下一天干上 6 个小时，整整干了一个暑假，他妈妈也不会因心疼而阻拦。因为在她的观念里，本杰明有权也有能力安排自己的时间。

本杰明有的时候上课老打盹儿，问他原因，他自豪地说："我每周四上午 5 点到 7 点在我家的街区送报纸，一次可以挣 14 块钱！"这让班上其他男孩羡慕不已。

以中国家长的心态去考虑，我们是绝不会允许这类事情发生的：让孩子到浅滩擦船，出了意外怎么办？为了挣 14 块钱上课打盹儿，学不好功课怎么办？而澳大利亚的家长们却不这样想，他们认为培养孩子的能力最重要，而不是看重孩子学了多少具体知识。

那么，家长应如何培养孩子自主、独立的性格呢？

1. 不要阻碍孩子做自己的事

当孩子主动去做自己的事情，比如倒水、穿鞋、收拾玩具，家长不应该干预，而应该给予鼓励。孩子意识到可以做自己的事情使他的心理自然成长。家长要明了，孩子是独立的个体，有自己的主张，只要在道德和法律允许的范围内，他们想做什么事就让他们去做。

2. 给孩子提供独立的机会

有些孩子性格比较内向，很少主动要求自己做一些事情。对于这样的孩子，父母要刻意培养孩子的独立性，让他们自己独立做一些事情。

比如，让孩子自己去买喜欢的食物，自己分配零用钱，参与家庭事务讨论，比如制订清扫计划，如何安排一家人的周末生活等。

3. 让孩子自己玩耍

记住，大人永远不是孩子最好的玩伴，同龄人才是孩子最好的玩伴。

父母和孩子玩积木，不如让他和小伙伴随意地玩耍。当然，在孩子玩耍之中总会出现一些矛盾和纠纷，比如被其他的小孩子辱骂取笑，但这些是孩子可以自己解决的，而且这样的经历有助于提高他们发自身心的抵抗力和处理纠纷的能力。所以，家长的干预只能让孩子养成思想和行为上的"跟屁虫"。

4. 教孩子学会知难而进

据报载，日本的孩子走路摔倒了，多数不哭。因为从小受到的教育是严格的，孩子刚要哭，家长就说："站起来，往前走，以后走路要小心。"孩子就是在这一次又一次摔倒，一次又一次自己爬起来的过程中，学会了拼搏，学会了知难而进，这为他们日后的发展奠定了良好的基础。而中国孩子摔倒了，孩子并没有哭，可家长跑过去又是问疼不疼，又是用手揉，反倒把孩子眼泪揉出来了。对此，我们的家长做何感想呢？

5. 全面关心孩子的成长，要智慧地引导，绝不能无原则地溺爱

孩子自小就得养成"自己的事情自己做"，孩子不想吃，就不勉强吃（肚子饿了他自己会吃）。特别是孩子摔倒了（没有受伤），千万不要去扶。美国人教育孩子有这样一段话，"只有让孩子撞破头的时候，他才会真实地感觉到墙是硬的，否则，他永远摸不透墙的脾气。当然，在他撞墙之前，父母的职责是一定要提醒他墙是硬的，否则就是失职！"

6. 教孩子走向社会

社会在变革，知识在更新。新的时代要求我们把孩子培养成为思维最灵敏、判断最准确、主意最巧妙的智人，只有这样，我们的孩子长大后才能成为灵活自如的驾驭时代的人，未来的社会最需要的是既有知识又有智能的人。我们教育孩子一定要有超前意识，从儿童期就应有意识培养孩子的生活经验和安全意识，告诉孩子"善"与"恶"。在生活中应有意识锻炼孩子的应变能力，独立处理危机情况的能力，保护自己的能力，这些都是日后成才必备的素质。

7. 孩子需要独立的空间，需要自我锻炼独自往前走

给他们创造条件和空间，让他们自己去锻炼。给他们相对自由的时间，让他们自己去安排日常生活和学习。给孩子抛出一个问题，让他们自己思考、找出解决办法。总之，给他们一切机会学习如何独立自主地面对问题、解决问题。请记住，越早做到这一点，孩子才能越早成为一个合格的、独立自主的个体。

任何一个人都不会一下子成为生活的主人，当孩子进行独立训练时候，或许会带给你数不清的烦恼，但相对这些烦恼来说，孩子的成长不是更重要吗？并且这些小烦恼只是暂时的，一旦孩子完全成为自己的主人，你就可以轻松解放出来了。

◇ 培养孩子的领导能力

一群在山里野餐的小姑娘们走错了路，在潮湿与饥饿中度过恐怖的一夜之后，她们无望地失声痛哭。

"人们永远也找不到我们，"一个孩子绝望地哭泣着说，"我们会死在这儿。"

然而，11岁的伊芙蕾·汤站了出来，"我不想死！"她坚定地说，"我爸爸说过，只要沿着小溪走，小溪会把你带到一条稍大点的小河，最终你一定会遇到一个小市镇。我就打算沿着小溪走，如果愿意，你们可以跟着我走。"

结果，孩子们在伊芙蕾·汤的带领下，胜利地穿出了森林，最后她们的欢呼声迎来了救护人。

人们也许会认为，像伊芙蕾·汤这样的孩子生来就是领袖的材料，而其他人命中注定是随从。但事实证明，领袖并非是天生的，而是后天造就的，这取决于家长怎样去引导孩子。

1. 父母应该成为孩子的支持者

要奖励孩子，让他们尝到胜利的味道。哪怕小小的成功，都应该表扬他们。

如果不是很好，父母也应该赞赏他们的努力："我喜欢你的这种进取心！"孩子的自信就是这样产生与加强的。其实，孩子微不足道的成功都是值得称赞的，但是这并不意味着父母得整天用虚假的话来哄骗孩子，也不是说永远不能批评孩子，批评应该跟赞扬教育结合在一起。

青少年足球赛后，好心的父亲往往对孩子说："唉，你怎么搞的，射球的时候，就轻易地丢了两分！"请相信，你的孩子知道自己失了球，他不需要你提这个醒。相反，你应该表扬他的努力："我喜欢你带球冲向球门的劲头！你真活跃！"然后说："我们明天傍晚再练练好吗？我敢打赌，你的射球技术一定会提高！"

2. 允许孩子探险

孩子乐于钦佩和追随那些愿意冒险和能应付挑战的人。可是我们的家长就怕孩子磕着、碰着、摔着，如此谨慎入微，难得孩子有冒险精神。

有这样一件事，有两个上一年级的男孩已经掌握了阅读技巧。女老师问他们是否愿意改上一个超前阅读班，一个学生急切地表示同意，另一个则宁愿与启蒙学生一块儿上课，可悲的是后者的父母也支持儿子的决定。这位女老师说："您可以猜得出来这两个孩子哪个将成为领头人。"

3. 让孩子勇于表现

班级要举行选举，你的儿子或女儿很想选中，你不必强行闯入，但可以帮忙。友善的孩子不仅向他（她）自己圈里的人，而且也向其他人打招呼，这种青少年马上会被认为是一位潜在的领袖人物。请鼓励他（她）在班上多发言，在别人面前毫无羞怯地表现一个自己重要的技能，让您的孩子在家里复述在教室背诵的课文，并向他（她）建议嗓音该多高，表情该多强烈，眼光又如何与听众接触、交流。

4. 听听孩子的梦想

您的女儿回到家突然宣布，她将来要当一名职业斗牛士，而您的儿子却说他将以电影特技为职业。他们的志向都与您内心对他们未来的设计相左，您该说什么呢？能说"哎呀！女孩子不能去斗牛，那可是一种危险的工作"吗？要知道，斗牛这种职业将使雄赳赳的女儿成为一个经得起磨炼的女英雄，而胆大的特技演员将称雄于商业天地。在这种情况下，请鼓励子女的梦想，无论在您看来这类梦想何等的奇特，因为这种幻想同样需要足够的勇气。

所以，无论孩子的理想是可笑的，还是不现实的，我们都不要在脸上表现出来。不管他们的梦想多么稀奇古怪，还是应该鼓励他们。在人们眼中，一个领导者应该是有远见的，能把自己的想法向别人解释清楚，并能影响他人跟着自己走。

5. 给孩子思考的空间

给孩子自己思考的空间，我们在干什么事的时候，可以向孩子提出建议，问他如果这样，然后会怎样。

"想一想有没有可能"是有领导能力的标志。假如一个小男孩爬滑梯，由于他的双腿太短，怎么也登不上滑梯的第一级，于是他跑向妈妈那儿求助。可是这位妈妈不是将他扶上台阶，而是反问他："你能不能想个办法使自己踩上去呢？"小男孩想了一会儿说："我把我的小车子放在那儿然后站上去行吗？""好吧！"妈妈说。儿子照办，剩下的就不成问题了。

可能性思维是领导能力的一个标志，那种对一个难题认真研究并向别人演示如何解决它的孩子，可以学会多问："如果我这样做了，会怎么样？"

6. 给孩子一个机会

领导能力的培养需要经过锻炼才能脱颖而出。多提供培养领导技巧的机会给孩子，让孩子参加社团、运动队或组织，学会如何同别的孩子打交道，从中获得经验和能力。不过还应该让孩子在其兴趣范围内去努力争取领导地位。有的孩子是游戏场上的领头羊，另一些则适合做教室里的排头兵，并非人人都能当班长或想当班长。在一个感到得心应手的活动领域从事组织工作，可以建立信心，培养领导能力。无论在哪方面，只要能工作得顺手就有助于帮助他们建立起信心，而信心是当领导者的基础。

◇ 让孩子保持善良，且有力量

记得看过的一部电影《奇迹男孩》，主人公奥吉是一个 10 岁的男孩，因为自己的脸部有非常大的缺陷而在成长和学习过程当中所遇到的一些困难和嘲笑。但是他并没有因此而被击垮，而是在自己的父母以及好朋友的帮助下重新树立了自己的人生观和价值观，化困境为动力，把自己的人生变得特别精彩。

这部电影中奥吉的父母和姐姐，都为奥吉付出了很多，这不仅仅是这个男孩的故事，还是他身边这些人的故事，他们每一个人都很善良。其实每个人都可能会面对人生的苦难，但认真生活、真诚善良、坚持不懈的人，总会因为他们的本质收获更为美满的结果。

正如影片的开头说的那样："在正确和善良之间选择，请选择善良。"

哪怕这个世界似乎有点糟糕，有欺凌、有歧视、有欺骗、有肮脏，但一颗善良之心是我们依然必须保有的，这样才能挖掘出这个世界的真善美。世界没有你想象的那么美好，但也远没有你想象的那么糟糕。你若问我，在这个复杂的世界里，还要不要教孩子善良。我的回答是百分百地"要"，斩钉截铁，不容置疑。

但是，善良不是老好人，善良不是软柿子，善良也不是见机行事的变通技能。善良是一种力量，是一种价值观，是一种由内到外的气场。

越是复杂的世界，越要教会孩子善良，具体可以从以下三个方面入手：

1. 同理心

真正的善良，是同理心，而不是同情心。同理心是一种解决问题的能力，从换位思考感受对方的喜怒哀乐开始，到寻根溯源找到症结并一起制定行动方案。同情心则是一种关系不对等的悲悯，一种容易泛滥的情愫。

让孩子收起同情心，尝试同理心的最大益处，既是解决问题能力的提升，也是思辨力和判断力的训练。很多坏人利用人们的同情心来达到目的，其实他们"求同情"的理由和逻辑完全经不起推敲。有同理心的孩子连问三个问题，就会让对方原形毕露。没错，因为担心孩子被骗而让他将善良束之高阁，这叫因噎废食；教会孩子抽丝剥茧分析问题哪怕在善良路上摔了跟头，这叫授之以渔。

2. 独立思考

教会孩子善良的关键，是独立思考力。而这种能力的获得，绝非靠道德说教，或者案例教学就能奏效的。正确的方式是从小让孩子多阅读，拓展知识的广度和思维的深度，从小和孩子多聊天，提升他表达自己观点的自主性和自信心。

孩子读过的书里（特别是文史哲类）可能藏着他未来的路，孩子和你讨论的话题里可能藏着他遇到善恶时应该做的选择。

3. 带点锋芒

美国思想家爱默生说："你的善良，要带点锋芒——否则就等于零。"这句话说得特别好。锋芒不是针锋相对，不是咄咄逼人，锋芒是一种富有穿透力的自信，是一种带着半自动辨别是非真伪功能的磁场与气场，是一种让善良富有感染力和传播价值的个性化工具。

多一点善良，多一点爱。善良和爱，都是有魔力的东西。它们看不见摸不到，但却可以被深切感受和深深感染。它会让寒冷变成温暖，会让冷酷变成亲切，会让一个充满恶意的世界瞬间变得美好。